实用十二指肠镜学

Practical Duodenoscopy

编 著　赵　刚　厉英超　万晓龙
　　　　贾　皓　龚　均

世界图书出版公司

西安　北京　上海　广州

图书在版编目（CIP）数据

实用十二指肠镜学 / 赵刚等编著 . —西安：世界图书出版西安
有限公司，2020.9

ISBN 978-7-5192-7429-0

Ⅰ.①实… Ⅱ.①赵… Ⅲ.①十二指肠疾病—肠镜—内窥镜检
Ⅳ.① R574.51

中国版本图书馆 CIP 数据核字（2020）第 081201 号

书　　名	**实用十二指肠镜学**
	SHIYONG SHIERZHICHANGJINGXUE
编　　著	赵　刚　厉英超　万晓龙　贾　皑　龚　均
责任编辑	马元怡
装帧设计	新纪元文化传播
出版发行	**世界图书出版西安有限公司**
地　　址	西安市高新区锦业路 1 号都市之门 C 座
邮　　编	710065
电　　话	029-87214941　029-87233647（市场营销部）
	029-87234767（总编室）
网　　址	http://www.wpcxa.com
邮　　箱	xast@wpcxa.com
经　　销	新华书店
印　　刷	陕西金和印务有限公司
开　　本	889mm×1194mm　　1/16
印　　张	6.5
字　　数	180 千字
版　　次	2020 年 9 月第 1 版
印　　次	2020 年 9 月第 1 次印刷
国际书号	ISBN 978-7-5192-7429-0
定　　价	76.00 元

医学投稿　xastyx@163.com　‖　029-87279745　029-87284035
☆如有印装错误，请寄回本公司更换☆

本书配套视频将帮助
读者更好地掌握十二指肠镜的操作要点

请使用微信扫码，按照提示注册后观看操作视频。

本书二维码为单书单码，只可绑定一位用户。

扫码注册后，该书不能退回。

微信移动端操作流程

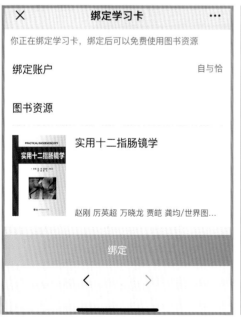

1. 扫描二维码后绑定微信

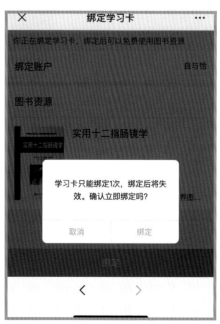

2. 点击"绑定"

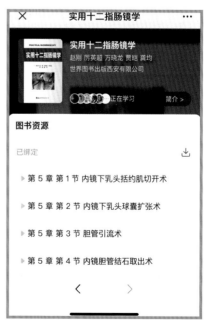

3. 点击需要观看的视频，即可观看视频

电脑端操作流程

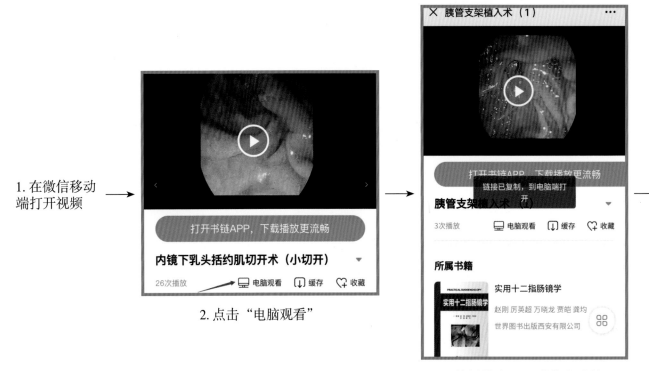

1. 在微信移动端打开视频

2. 点击"电脑观看"

3. 将链接发送至微信电脑端

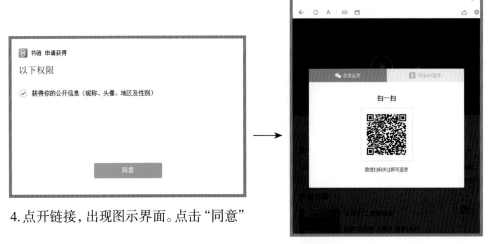

4. 点开链接, 出现图示界面。点击"同意"

5. 微信扫描图中二维码, 关注公众号后, 即可在电脑端观看

前　言

十二指肠镜主要用于内镜逆行胰胆管造影术（ERCP），在我国已经有40多年应用史，最初主要用于疾病的诊断，后来逐渐用于多种胆胰疾病的治疗。随着其他检查方法，如腹部B超、MRCP等检测手段的进步，无创性检查逐渐替代了ERCP；同时，ERCP因其创伤小，在诸多方面已经取代了外科手术。ERCP操作难度较高且可能会有一些并发症，因此对操作者的要求相应较高，应该在熟练一般胃镜操作的基础上，再进一步学习该项技术。

随着医学的发展，胃、肠镜的应用在基层医院已经普及，ERCP也在部分县级医院开展，虽然已经有多本介绍ERCP诊断和治疗的图书出版，但根据笔者带教经验和自己的操作体会，感到非常有必要编写一本对初学者和年轻医生比较实用的书，如同笔者已经出版的《实用胃镜学》《实用结肠镜学》。胃镜为前视镜，而十二指肠镜为侧视镜，因此由口腔经咽喉部插入食管进入胃，再由幽门插镜至十二指肠，感觉不完全一样，这需有个适应过程。经十二指肠主乳头行胆管或胰管插管、乳头括约肌切开术等关键技术均需要在实践中慢慢学习掌握。

本书对ERCP的操作方法做了详细介绍，并对十二指肠镜检查和ERCP造影过程遇到的一些常见病的诊断要点做了介绍，并配以图像以方便读者理解。在治疗上重点介绍了乳头括约肌切开术、乳头球囊扩张术、胆管引流术、胆管结石取出术等常用的治疗方法。书中除配以大量图片外，又增加相应视频资料，这样读者可更直观的了解这些技术的操作要点。此外，对十二指肠狭窄的扩张治疗和支架植入、十二指肠乳头部腺瘤治疗等也做了介绍。十二指肠镜的清洗消毒方式基本与胃肠镜相同，因此仍沿用李雪荣、宋亚华编写的2018年版的《实用结肠镜学》（第2版）中第7章"软式结肠镜的清洗消毒"，但对于十二指肠镜在清洗消毒方面的特殊性也增加了重点说明，谨此向该章节的原作者们表示感谢。希望本书能够成为ERCP的入门书籍，突出其实用性，从而得到初学者的喜欢。

书中不足或错误之处敬请广大读者批评指正，以便后续改进，对此不胜感激。

编者

2020 年 4 月

目录

注：　示该内容配有视频。

第1章 概 论

第1节 十二指肠解剖基础

十二指肠是介于胃与空肠之间的一段消化管，成人的十二指肠长度一般为20~25cm，管腔内径4~5cm，紧贴腹后壁，该段消化管隶属于小肠部分，也是小肠中长度最短、管径最大、位置最深且最为固定的小肠段。十二指肠的解剖形状呈"C"字形，紧密包绕胰腺头部。根据形态，可将十二指肠分为球部、降部、水平部和升部四个部分（图1-1）。

1. 球部 球部为十二指肠第一部，又称为十二指肠上部，其长度约5cm，起自胃的幽门，向右后方走行，至胆囊颈的后下方，急转成为降部，转折处为十二指肠上曲（图1-2）。

2. 降部 降部是十二指肠的第二部，长度为7~8cm，由十二指肠上曲沿右肾内侧缘下降，至第3腰椎水平，向左侧弯向，转折处为十二指肠下曲（图1-3A）。降部左侧紧贴胰头，其后内侧壁有胆总管走行，致使黏膜呈略凸向肠腔的纵行隆起，称十二指肠纵壁。纵襞的下端为圆形隆起，称十二指肠主乳头，是胆总管和胰管的共同开口（图1-3B）。胆总管和胰管在此处组成胆胰壶腹。大乳头稍上方有时可见十二指肠副乳头，这是副胰管的开口（图1-3C）。

3. 水平部 十二指肠水平部又称下部，

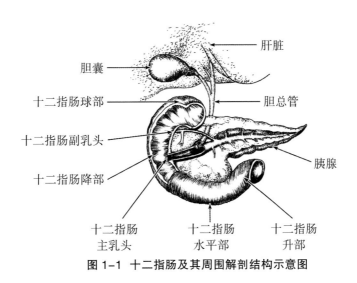

图1-1 十二指肠及其周围解剖结构示意图

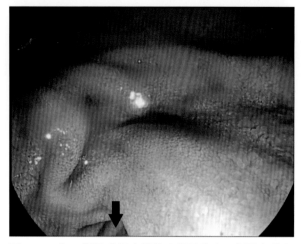

图1-2　十二指肠球部（黑箭头所示为十二指肠上曲）

处若发生病变，早期患者症状不明显，晚期可表现为阻塞性黄疸，危及生命。肠系膜上动脉可以压迫水平部，引起不全性肠梗阻，统称肠系膜上动脉综合征。

4. 升部　十二指肠升部长2~3cm，自第3腰椎左侧上行，到达第2腰椎左侧急转向前下方，形成十二指肠空肠曲，移行为空肠。十二指肠空肠曲由十二指肠悬韧带（Treitz韧带）连于右侧膈肌脚。Treitz韧带是非常重要的解剖标志，是上消化道的终点标记，在外科手术时常用于确定空肠的起点。

5. 十二指肠的血供　十二指肠的动脉血供主要有胰十二指肠上动脉和胰十二指肠下动脉（图1-4），其中胰十二指肠上动脉又分为胰十二指肠上前动脉和胰十二指肠上后动脉。

长度约10cm，自十二指肠下曲起始，向左横行至第3腰椎左侧与升部相连续。肠系膜上动脉与肠系膜上静脉紧贴此部前面下行。肠系膜上动脉夹持的部分胰腺组织称钩突。此

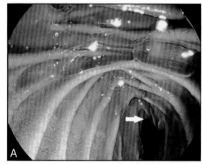

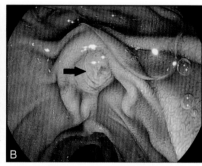

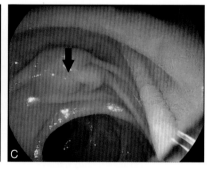

图1-3　十二指肠降部

A. 十二指肠下曲（白箭头所示）　　B. 十二指肠主乳头（黑箭头所示）　　C. 十二指肠副乳头（黑箭头所示）

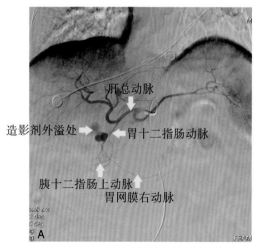

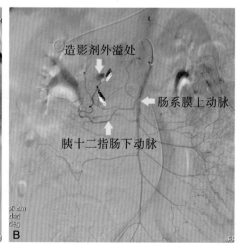

图1-4　动脉造影分别显示胃十二指肠动脉及胰十二指肠下动脉出血

第2节 十二指肠镜的构造

目前通用的电子十二指肠镜由内镜和主机两大系统组成。本书以宾得 EPK-i7000 型主机为例（图 1-5A）介绍，组成包括：开关、触屏面板、送气送水接口、内镜电气及光源接口等（图 1-5B）。

不同品牌内镜主机的组成尚存在一定差异，如 Olympus 内镜主机由冷光源和成像系统两个独立部分组成（图 1-5C）。十二指肠镜均为侧视镜，其工作钳道的末端有抬钳器，有助于内镜逆行胰胆管造影术（ERCP）等操作过程中调整附件的出镜方向（图 1-6）。

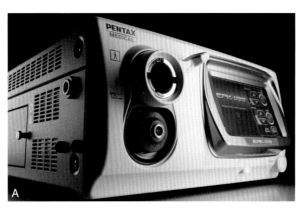

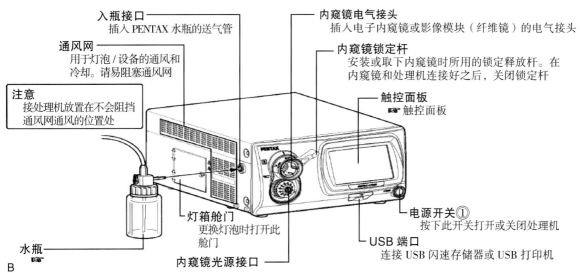

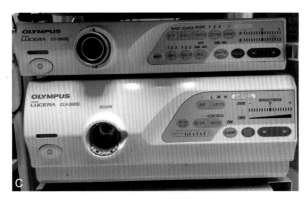

图 1-5 十二指肠镜主机

A. 电子十二指肠镜主机外观（宾得 EPK-i7000）　B. 内镜主机的功能组成
C. Olympus 内镜主机的功能组成

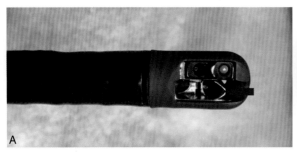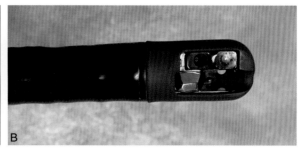

图 1-6　十二指肠镜先端部（红色箭头所示为抬钳器）
A. 抬钳器打开　B. 抬钳器关闭

目前通用的十二指肠镜工作钳道内径为3.2~4.2mm，工作钳道越大的内镜，越有利于复杂附件的应用以及部分大口径胆管支架的植入及取出等操作，但相应的内镜本身的外径也会增粗，操作的便捷性略有下降。而小钳道十二指肠镜更多应用于诊断性 ERCP 或小儿 ERCP 操作（图 1-7）。

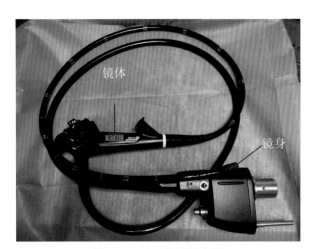

图 1-7　十二指肠镜全貌

第 3 节　十二指肠镜的应用

一、适应证和禁忌证

（一）十二指肠镜应用的适应证

（1）梗阻性黄疸：应明确胆道梗阻的原因并进行内镜下治疗。

（2）可疑胆管结石：需要确定胆管结石诊断及其所在部位并进行内镜下取石治疗 [部

分功能已由 MRCP（磁共振胰胆管成像）或超声内镜替代]。

（3）可疑胆管肿瘤：需要通过胆管造影确认肿瘤部位并进行胆管细胞刷检或活检术。

（4）胆源性胰腺炎和化脓性胆管炎：需要明确原因并行内镜下治疗。

（5）肝内外胆管扩张：需要明确扩张原因，指导治疗（目前多由 MRCP 所替代）。

（6）胆总管囊肿：需要确定病变部位和类型，指导治疗（目前多由 MRCP 所替代）。

（7）胆道蛔虫症：明确诊断并进行内镜下取虫或者取石治疗。

（8）Vater 壶腹癌：十二指肠镜检查及活检术是发现壶腹癌最早且最为准确的方法。

（9）缩窄性乳头炎：ERCP 是诊断此病非常可靠的方法并可进行内镜下治疗。

（10）慢性胰腺炎：胰管造影可见不规则狭窄及"充盈缺损"形成，同时可对狭窄的胰管进行处理或者进行胰管取石治疗。

（11）胰腺分裂：ERCP 是确诊此病的唯一准确方法。

（12）胰腺假性囊肿：假性囊肿因和胰管相通，故胰管造影可以发现囊肿的存在和大小，并通过胰管支架进行引流。

（13）胰腺结石：是确诊结石的有无和部位的有效方法。

（二）十二指肠镜应用的禁忌证

十二指肠镜检查及治疗的禁忌证与胃镜

检查的禁忌证基本相同，包括绝对禁忌证和相对禁忌证，其中绝对禁忌证包括：

（1）严重心肺疾患，无法耐受内镜检查患者。

（2）怀疑有休克或消化道穿孔等危重患者。

（3）脑卒中急性期患者。

（4）消化道急性炎症，尤其是腐蚀性炎症患者。

（5）明显的胸腹主动脉瘤患者。

十二指肠镜检查及治疗的相对禁忌证包括：

（1）心肺功能不全的患者。

（2）消化道出血，且同时生命体征不稳定的患者。

（3）严重高血压且血压控制不佳的患者。

（4）严重出血倾向，血红蛋白低于50g/L或PT延长超过1.5s以上的患者。

（5）患有精神疾病，不能配合内镜检查的患者。

（6）脊柱高度畸形患者。

二、操作技巧

1. 插镜前准备

（1）患者准备：术前禁食6h以上，禁饮4h以上，对于高血压患者，可少量饮水送服降压药物；患者去除所佩戴的金属饰品，穿宽松手术服，女性患者应去掉带金属钢圈的胸衣，佩戴可拆卸的义齿者应取掉义齿；充分核对确认患者信息并录入内镜工作站及DSA（数字减影血管造影术）检查设备（图1-8）；患者一般呈俯卧位（图1-9），部分特殊情况下也可在左侧卧位完成操作；充分的术前沟通可有效缓解患者的紧张焦虑情绪。

（2）器械准备：检查内镜系统中光源、

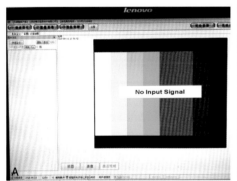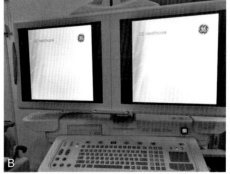

图1-8 内镜及DSA机工作站

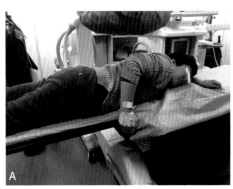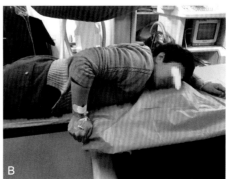

图1-9 十二指肠镜操作（主要指ERCP操作）时的患者体位

注水瓶、负压吸引装置等，确认其处于正常工作状态；检查十二指肠镜的角度控制旋钮是否处于解锁状态并控制自如（图1-10）；检查内镜镜面是否干净，成像是否清晰，必要时进行色调的白平衡处理；准备好一次性的牙垫口圈、无菌敷料等。对于内镜系统的准备及检查工作可总结为四个步骤，"一掰、二捋、三吸、四拂"。先左手握镜体，"一掰"是指右手掰内镜大小钮的解锁档，确保大小旋钮解锁并可自如控制；"二捋"是指内镜操作者用右手抓握镜身先端部，将镜身捋直，使其恢复正常"功能位"；"三吸"是指启

动负压吸引装置并将内镜头端对准左手的乳胶手套进行吸引，了解负压吸引器是否正常工作；"四拂"是指操作者左手指轻按送气按钮，右手将内镜头端靠近自己的面部（不能接触），以此感受送气装置是否在正常工作；也可将镜头置于生理盐水中，通过查看气泡确认送气装置是否正常工作（图1-11）。要强调的是需要检查抬钳器是否能正常抬举。

2. 操作要点　十二指肠镜是侧视镜，故其操作与胃镜等直视镜有不同之处，尤其是在内镜下所见犹如我们开车时通过侧面车窗看到的景象。十二指肠镜的插入是所有初学

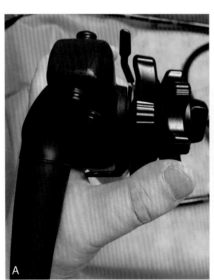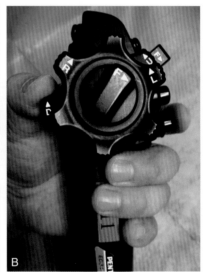

图1-10　检查内镜大小旋钮是否工作正常

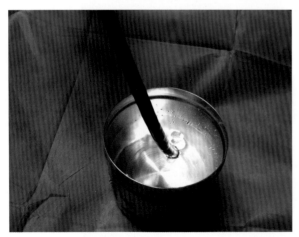

图1-11　内镜头端置入生理盐水中并注气，观察气泡溢出情况

者，尤其是具有一定胃镜操作基础的初学者遇到的第一个困难。与直视镜不同，口咽部插入十二指肠镜时内镜下没有确切的视野（图1-12），多借助于术者的手感及经验，左手操作镜体并调节旋钮使内镜头端的弯度与咽喉的生理弯曲近似一致，右手轻轻推送镜身，配合患者的吞咽动作缓慢滑入食管，切忌强行暴力插入以免引起梨状窝血肿或局部穿孔发生。

3. 插镜方法

1）通过贲门　十二指肠镜进入食管后，

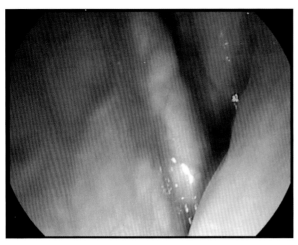

图1-12 十二指肠镜于咽部所见

只能看到一侧管壁，且内镜镜身与食管壁距离非常近，故观察食管的效果不理想。此时要特别注意插镜的阻力情况，一定要在确保没有明显阻力的情况下逐渐推进；如遇阻力则应考虑到食管狭窄、肿瘤或憩室等情况，不能盲目进镜。内镜下见到食管下段的栅栏状黏膜下血管及齿状线时，提示到达贲门（图

1-13A、B）；也可通过镜身标尺刻度大致判断是否接近或到达贲门，此时可将镜体逆时针或向左侧旋转，并在适当充气的同时推进镜身进入胃腔。

2）通过胃窦及幽门 十二指肠镜在进入胃腔后，操作者应顺时针旋转镜体，并沿着胃体大弯侧将镜身送至胃窦，此时推送内镜会有一定阻力，可在确保视野清楚的前提下适当用力进镜，直至看到幽门口。侧视镜通过幽门也比直视镜难度更大，且方法不同。操作者调整幽门口至内镜视野正下方，呈"落日征"，即内镜下视野只看到一半的幽门，此时即可继续推进镜身，一般均可比较顺利地通过幽门进入十二指肠（图1-14A、B）。

3）通过十二指肠球部到达降部 十二指肠镜进入十二指肠球部后应略后退并右旋镜体，此时，可看到球-降移行部的管腔（图1-15A）。保持十二指肠肠腔的上半部分在内

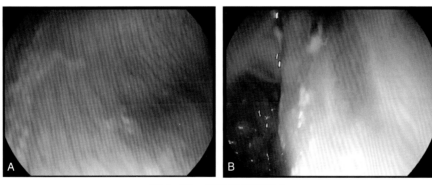

图1-13 到达贲门部标志
A.食管下段栅栏状血管 B.贲门部齿状线

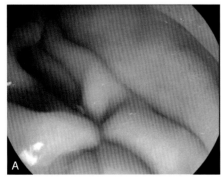
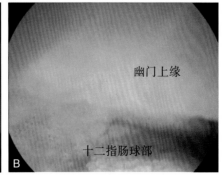

幽门上缘

十二指肠球部

图1-14 镜下幽门部
A.十二指肠镜下所见幽门全貌 B.十二指肠镜正通过幽门进入十二指肠球部

镜视野下并持续推进内镜，可比较顺利地到达十二指肠降部（图 1-15B）。

4）十二指肠镜身直线化　内镜进入十二指肠降部后此时镜身所处的是一条最长的径线，称为"长镜身"状态（图 1-16A），需要对镜身进行拉直处理以便后续操作程序的顺利进行，这一过程，称之为"镜身直线化"或"镜身取直"（图 1-16B）。通常对于镜身直线化有两种操作方法，一种是"双手同时持镜体"法，而另一种是"左手持镜体右手持镜身"法。第一种方法是用左手操作大旋钮"Up"，而右手操作小旋钮"Down"，同时配合向外牵拉及右旋镜体的动作。第二种镜身直线化方式是指首先将小旋钮"Down"到底并锁止，左手操作大旋钮"Up"并右旋

镜体，右手握持镜身，右旋并向外牵拉镜身。部分专家认为，和单人结肠镜相类似，第二种镜身直线化方式的安全性更高，但无论采用哪种镜身直线化方式，全程均需要保持内镜视野清晰。

4. 胃部分切除术后十二指肠镜插入法 对于消化道重建后，尤其是胃部分切除术后患者的 ERCP 操作，顺利插镜并找到十二指肠主乳头可能是手术成功的重要基础。对于近端胃大部切除和远端胃大部切除毕Ⅰ式吻合术后的患者，十二指肠镜插入方式与其他患者无明显差异；而对于远端胃大部切除毕Ⅱ式吻合或者 Braun 吻合术后患者，十二指肠镜插入过程切忌过度用力，以防穿孔发生；另外对于十二指肠镜寻找十二指肠主乳头困难时，也可更换胃

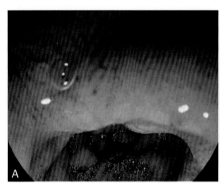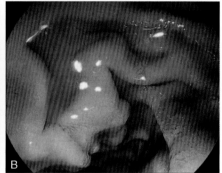

图 1-15　镜下十二指肠球部与降部
A. 十二指肠镜通过球 – 降移行部　B. 十二指肠镜推进入十二指肠降部

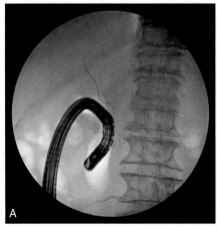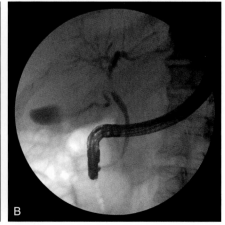

图 1-16　十二指肠镜身情况
A. 十二指肠镜长镜身状态　B. 十二指肠镜镜身直线化后呈倒 "7" 字形状

镜"探路","沿途"进行黏膜下注射标记，对于部分患者，可明显提高十二指肠镜插镜及寻找十二指肠主乳头的效率。对于远端胃大部切除毕Ⅱ式吻合术后患者，也可考虑选用大钳道胃镜进行ERCP操作（图1-17A~D）。

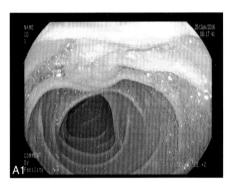
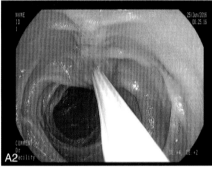
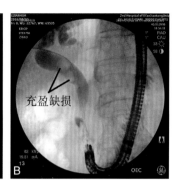
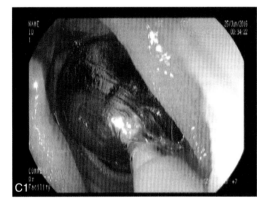
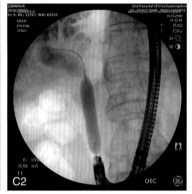
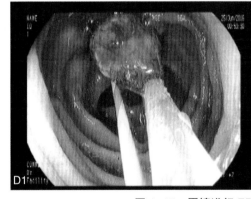
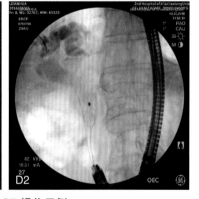

图1-17 胃镜进行ERCP操作示例

A.胃镜所见十二指肠主乳头并进行胆管插管 B.胆管造影可见胆总管内两枚充盈缺损影 C.乳头柱状球囊扩张术 D.取石网篮自胆管内取出结石

（赵 刚）

第2章 常见十二指肠病

第1节 十二指肠息肉

1. **概念** 十二指肠息肉是来自十二指肠黏膜上皮的良性隆起性病变，与大肠、胃相比，十二指肠息肉相对少见，大多无症状，也可因消化道出血、肠梗阻等症状发病；乳头部腺瘤可引起梗阻性黄疸。息肉可见于十二指肠任何部位，尤以十二指肠镜检查时常能发现降部及更深部位的息肉。

病理学上分为增生性息肉、错构瘤、腺瘤。十二指肠息肉可单独见于十二指肠，也可作为家族性息肉病、黑斑息肉综合征（Peutz-Jeghers 综合征）的一部分。

十二指肠腺瘤包括管状腺瘤、绒毛状腺瘤、Brunner 腺瘤、错构瘤等。Brunner 腺瘤比较特别，由于其位于黏膜肌层或黏膜下层，故普通活检常不能取得病变组织，而其他腺瘤位于黏膜层一般都能取得病变组织。十二指肠腺瘤以降部多见，有的可发生在乳头部。Brunner 腺主要分布于球部，至降部和水平部逐渐消失，因此 Brunner 腺瘤以球部多见，其次为降部；其病因可能与 Brunner 腺反应性增生有关。

2. **内镜下特点** 息肉突出于黏膜表面，常呈丘状、半球状或分叶状，可无蒂、亚蒂或有蒂，单发或多发，表面色泽发红或正常，有的表面可有糜烂或溃疡（图 2-1），大小由数毫米至十余厘米。病变组织活检对鉴别良恶性肿瘤有一定帮助。超声内镜下表现为源自黏膜层突向腔内的等回声或低回声均匀或不均匀团块，边界清晰（图 2-2）。Brunner 腺瘤表现为中高回声团块，内部回声

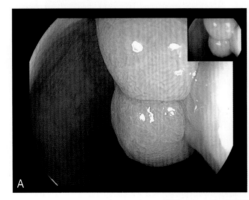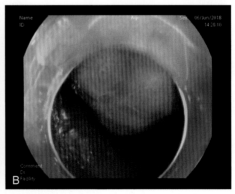

图 2-1 十二指肠腺瘤镜下所见

A. 十二指肠管状腺瘤 B. Brunner 腺瘤

呈筛网状，少数见腺管样结构，病灶边界清楚，起源于黏膜下层，周围肠壁结构层次正常（图 2-3）。这种超声影像特征易与间质瘤、

血管瘤、囊肿等病变鉴别。但有时与脂肪瘤不易鉴别，超声引导下的细针穿刺活检对诊断有帮助。

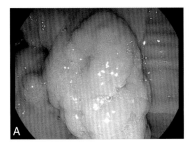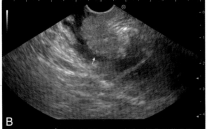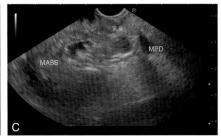

图 2-2　十二指肠乳头旁腺瘤
A. 普通内镜下像　B、C. 超声内镜像

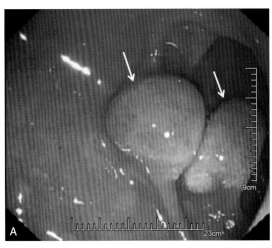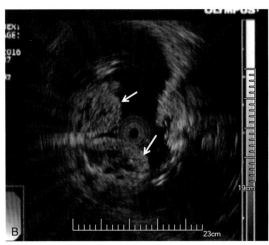

图 2-3　十二指肠 Brunner 腺瘤
A. 普通内镜下像　B. 超声内镜像

3. 鉴别诊断　息肉属良性病变，但腺瘤性息肉有癌变可能性，故需要注意与癌变的腺瘤鉴别。腺瘤癌变多见于无蒂或广基底较大者，表面常粗糙不平，呈结节状，有糜烂或溃疡，质脆或硬，易出血。Brunner 腺瘤应与十二指肠脂肪瘤鉴别，后者在超声内镜下呈均匀高回声团块，后方有回声衰减现象，边界清楚。此外脂肪瘤按压质软，肿瘤会变形，有的脂肪瘤表面色淡黄，腺瘤质韧，表面色泽无变化。还需要与其他黏膜下肿瘤（如间质瘤、囊肿等）鉴别，普通内镜下不易鉴别，但超声内镜回声不同。间质瘤位于固有肌层呈低回声改变；囊肿位于黏膜下层，呈无回声改变；本病位于黏膜下层，呈中高回声改变。

4. 治疗　腺瘤属癌前病变，应视大小、部位采用内镜下治疗；小的可行氩气烧灼、冷圈套切除和高频电圈套切除，大的可行 EMR 切除（图 2-4）。疑有癌变者如属早期可行 ESD 治疗，较晚者需要外科治疗。

第 2 节　十二指肠间质瘤

1. 概念　胃肠道间质瘤是一类不同于平滑肌源性瘤也不同于神经源性瘤的胃肠道间叶源性非定向分化肿瘤，由 Cajal 细胞分化而来，免疫组化染色显示平滑肌源性肌动蛋白 SMA 和神经源性标记蛋白 S-100 表达较低，而 CD34 和 CD117 呈特异性高表达，可作为

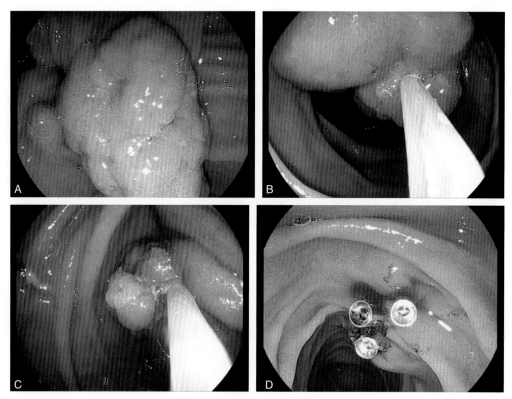

图 2-4　一例十二指肠降部乳头旁腺瘤 EMR 切除过程

A. 镜下所见　B. 基底部注射生理盐水　C. 圈套器切除　D. 金属夹夹闭创面

诊断胃肠道间质瘤的依据。在胃肠道间质瘤中，十二指肠间质瘤较少见，占全部胃肠道间质瘤的 3%~5%，发生部位以降部多见，其次为水平部，球部和升部少见。临床症状以消化道出血多见，也有因肿块压迫肠管及周围脏器产生腹部不适、腹痛等症状，或以腹部包块就诊者，有少数肿瘤向腔外生长者发生破裂引起腹膜炎的报告，发生在十二指肠壶腹部附近的肿瘤压迫胆道可引起梗阻性黄疸，由于十二指肠间质瘤向外生长者不少见，因此虽肿瘤很大却很少引起肠梗阻。本病有良、恶性之分，恶性者可伴周围组织浸润和肝、肺转移，但常不伴淋巴结转移。

2. 内镜下特点　腔内生者可见圆形、类圆形或不规则形、分叶形隆起性病变，表面色泽同周围黏膜，可有糜烂或溃疡（图 2-5）。病灶多位于十二指肠降段或水平段，多为单发，较大者多。超声内镜显示来源于固有肌层

的低回声团块，并能观察到肠壁各层结构及病变与周围脏器关系（图 2-6），并可行细针穿刺活检。本病为黏膜下肿瘤之一，普通活检常不能取得病变组织，于溃疡处取材可提高阳性率。病理检查及免疫组化染色对确定本病有帮助，显微镜下以梭形细胞和（或）上皮样细胞构成，*C-kit* 基因编码的 CD117 阳性和 CD34 染色阳性，DOG1 是新发现的选择性表达于胃

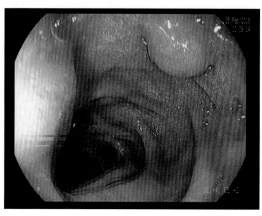

图 2-5　十二指肠间质瘤的镜下所见

肠道间质瘤的蛋白，有着良好的敏感性和特异性，与CD117有高度一致性，特别对少数CD117表达阴性者也可呈阳性反应。此外，病理学上良、恶性间质瘤的鉴别：良性肿瘤直径≤5cm，分裂象<5个/50HPF（高倍镜视野）；交界性或低度恶性肿瘤直径>5cm，分裂象<5个/50HPF；恶性肿瘤直径>5cm，分裂象>5个/50HPF，结合临床有无周围脏器浸润和远隔脏器转移对判断良、恶性间质瘤有帮助。

3. **鉴别诊断**　除上述良、恶性间质瘤的鉴别外，应与十二指肠癌、十二指肠腺瘤鉴别。十二指肠癌常沿肠壁环形不规则浸润，并引起肠腔狭窄。十二指肠腺瘤表面色泽可有变化，超声内镜呈中高回声。活检阳性有助诊断。

4. **治疗**　无周围浸润及转移者，以完整切除为原则，不完全切除可导致复发。瘤体主要向腔内生长者且较小者可用内镜下尼龙绳套扎法、黏膜剥离术、挖除术等微创治疗法。较大者宜手术切除。术后病理怀疑中、高度恶性者（表2-1），术后给予辅助治疗，口服甲磺酸伊马替尼，400mg/d，持续1~3年。对不能切除者可长期服用伊马替尼。

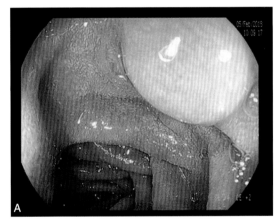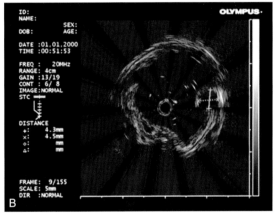

图2-6　十二指肠降部间质瘤

A. 普通内镜像　B. 超声内镜像

表2-1　原发胃肠间质瘤术后危险度分级

危险度分级	肿瘤大小（cm）	核分裂象数（/50HPF）	肿瘤原发部位
极低	<2	≤5	任何部位
低	>2且≤5	≤5	任何部位
中等	≤2	>5	非胃原发
	>2且≤5	>5	胃
	>5且≤10	≤5	胃
高	任何	任何	肿瘤破裂
	>10	任何	任何部位
	任何	>10	任何部位
	>5	>5	任何部位
	>2且≤5	>5	非胃原发
	>5且≤10	≤5	非胃原发

第3节　十二指肠脂肪瘤

1. **概念**　十二指肠脂肪瘤较少见，病因不明，95%位于黏膜下向腔内生长，5%位于浆膜下向腔外生长。临床可无症状，也可因瘤体溃疡引起上消化道出血、占位造成梗阻、腹痛等症状就诊。有报告邻近十二指肠乳头者出现急性胰腺炎和梗阻性黄疸，也有少数报告引起肠套叠。常单发，也有多发报告。

2. **内镜下特点**　可见于十二指肠各个部位，以降部及水平部近端多见，内镜下表现为椭圆形或半球状隆起，也有少数有蒂者。瘤体表面色泽正常或淡黄色，光滑或有糜烂、溃疡，触之质软可变形（图 2-7）。超声内镜表现为起源于黏膜下层的高回声团块，边界清楚，内部回声均匀（图 2-8）。内镜下常规活检因病变位于黏膜下无法有效取材，常报告慢性炎症，切除标本显示成熟脂肪细胞，无异型性，即可确诊。

3. 鉴别诊断　应与十二指肠腺瘤、十二指肠间质瘤等鉴别。

4. 治疗　因十二指肠脂肪瘤位于黏膜下，可用 EMR 法或 ESD 法切除（图 2-9），也有报告可用尼龙圈套扎法，使其缺血坏死自然脱落，一般在 3~4d 可自然脱落，为取得病理结果可于套扎后当时切开黏膜组织取黏膜下瘤体活检。

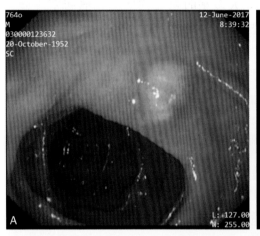
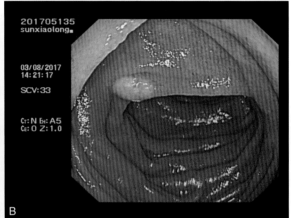

图 2-7　十二指肠脂肪瘤内镜下所见

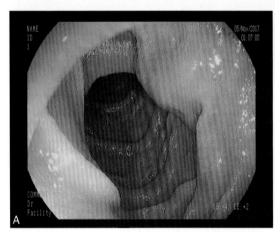
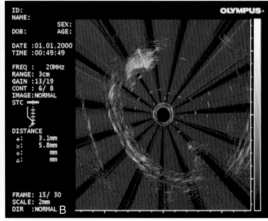

图 2-8　十二指肠脂肪瘤

A. 普通内镜像　B. 超声内镜像

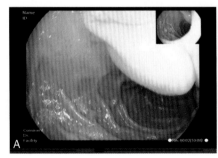
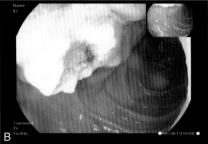
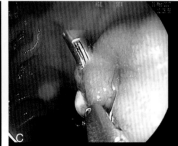

图 2-9　1 例十二指肠脂肪瘤的 EMR 切除法

第4节　十二指肠憩室

1. 概念　憩室为突出于肠壁外的圆形、椭圆形或管形的袋状物，十二指肠憩室为仅次于结肠憩室第二位多见的消化道憩室，多发生在十二指肠降部。憩室形成的基本成因为十二指肠壁局限性肌层缺损，加之长期肠腔内压增高是促成憩室出现的直接诱因。由于降部憩室多位于十二指肠乳头周围，故又有乳头旁憩室之称，十二指肠乳头旁憩室与胆总管结石发生率明显有关。可能的机制为：十二指肠乳头旁憩室造成胆管受压，致胆液流出不畅，导致胆汁淤积和胆总管炎症；憩室可能影响 Oddi 括约肌收缩功能，引起胆汁反流，诱发胆管炎症和胆总管结石；憩室内食物淤积易继发细菌滋生，造成乳头炎和乳头功能不全，导致胆泥或胆石的自发排出困难。同时上述情况也导致胰液排泄受阻，从而引起胰腺炎的发生。1934 年 Lemmel 将降部憩室合并肝、胆、胰疾患时统称为莱梅尔（Lemmel）综合征。合并十二指肠乳头旁憩室是内镜下逆行胰胆管造影术、内镜下括约肌切开术操作困难和失败的重要原因，且易发生并发症，因此受到重视。除此之外，憩室大多平时可无症状，如遇憩室中残留食物排空不畅，则易引起憩室的细菌感染、炎症、糜烂，甚至引起出血。

2. 内镜下特点　十二指肠憩室从球部到升部都可发生，但以降部多见。憩室开口大小、深浅不一，可单发或多发（图 2-10）。有的憩室可伴食物和肠液残留，底部黏膜可有充血、水肿，甚至发生出血（图 2-11）。乳头旁憩室大多发生在离乳头 2cm 范围内，分乳头旁憩室、憩室内乳头两种情况（图 2-12）。

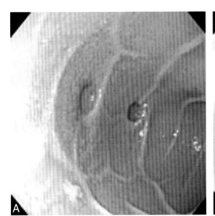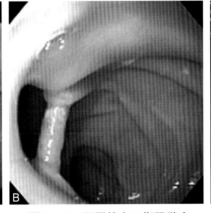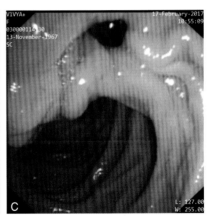

图 2-10　不同的十二指肠憩室
A. 多发浅憩室　B. 深大憩室　C. 小口憩室

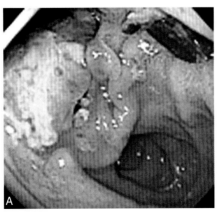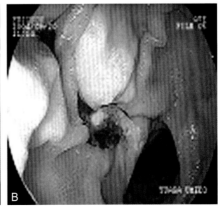

图 2-11　憩室内食物和肠液残留

3. 鉴别诊断 主要与继发性憩室鉴别。十二指肠壁周围组织炎症造成粘连,瘢痕牵拉十二指肠壁而形成继发性憩室。继发性憩室多见于球部和壶腹部;球部陈旧性溃疡常有球部变形和假憩室形成(图2-13),壶腹部憩室需要注意胆、胰病变。憩室引起的上消化道出血需要与其他疾病引起的出血鉴别。

4. 治疗 无症状憩室大多不需要治疗,憩室有食物潴留者常会引发憩室炎,可在内镜下用异物钳去除。如有严重合并症者常需要手术治疗。

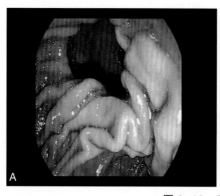 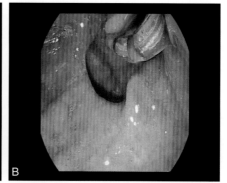

图2-12 乳头旁憩室
A.憩室内乳头 B.乳头旁憩室

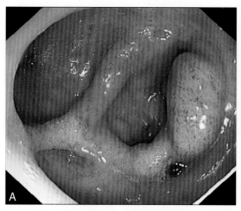 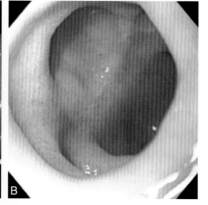

图2-13 十二指肠球部假性憩室

第5节 十二指肠乳头结石嵌顿

1. 概念 胆总管结石也是多发病、常见病,常与胆囊结石并存,或发生于胆结石胆囊切除术后,可无症状,也可引发疼痛。胆总管结石停留在胆管末端及壶腹部括约肌处为乳头结石嵌顿,可导致胆、胰管引流不畅,引起梗阻性黄疸、化脓性胆管炎、急性胰腺炎、乳头十二指肠瘘等并发症。

2. 内镜下特点 镜下可见膨大的乳头部明显隆起,有时可见乳头黏膜充血、水肿,有时可在乳头开口处看到血迹(图2-14)。若经乳头插管顺利,经乳头括约肌切开(EST)后,一般结石均可自行排出(图2-15)。伴有乳头十二指肠瘘者,可见乳头部瘘口形成,并可有脓性混浊胆汁流出(图2-16)。此时,一般很少有胆汁自乳头的正常开口处溢出,而绝大部分经由瘘口溢出。

3. 鉴别诊断 主要与非结石堵塞引起的乳头部梗阻性疾病鉴别,如胆总管下端良、恶性肿瘤。B超、CT、MRCP等检查有助于鉴别诊断。

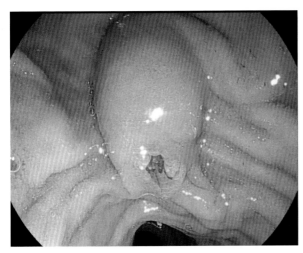

图 2-14 膨大隆起的乳头，乳头开口处可见血迹

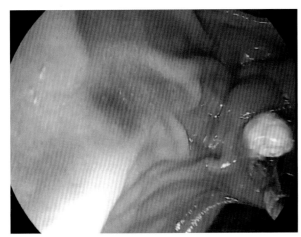

图 2-15 胆管插管成功并造影后，行 EST 过程中可见结石自行自乳头口排出

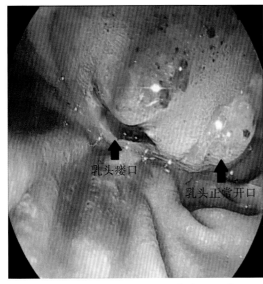

乳头瘘口

乳头正常开口

图 2-16 内镜下可见乳头部瘘口形成

4.治疗 十二指肠乳头结石嵌顿是临床急症，常需紧急处理。除应用抗生素抗感染外，十二指肠镜下乳头切开引流及取出嵌顿结石，因其损伤小且见效快而常作为首选治疗措施，并可为后续进一步治疗做准备。由于结石嵌顿，常规 ERCP 插入导管常有困难，可于嵌顿结石的乳头下方用针状切开刀切开（图2-17），沿胆总管方向向上切开约 5mm，再从切口处插入导管放置导丝于胆总管内，行 X 线造影，视结石数量、大小、位置等情况，采用乳头括约肌切开、碎石网篮或取石网篮取石。有瘘口者可经过瘘口进行胆管插管、造影、柱状球囊扩张及取石等治疗（图 2-18，图 2-19）。

根据病情也可采用腹腔镜治疗或外科手术。

第6节 原发性十二指肠腺癌

1.概念 原发性十二指肠腺癌（primary duodenum adenocarcinoma, PDA）是指起源于十二指肠黏膜腺体上皮且除外 Vater 壶腹部、胆总管下段和胰头部的恶性肿瘤。PDA 在所有胃肠道恶性肿瘤中的比例 <1%，占全部小肠恶性肿瘤的 30%~45%。PDA 好发病部位主要集中在降部，其次是水平部和升部，而十二指肠球部发生癌变极为罕见。

2.内镜下特点 PDA 内镜表现通常呈结节状或息肉状，也可表现为糜烂或溃疡性病变，表面多粗糙，呈结节状，不平坦；顶端有凹陷、糜烂或溃疡，发红充血；质脆或硬，触之易出血（图 2-20）。超声内镜通常表现为病变处呈低回声改变，五层结构消失，病变侵及外膜（图 2-21）。

3.鉴别诊断 须与十二指肠腺瘤、类癌、息肉、溃疡等鉴别。良性病变如腺瘤和息肉通常表面较光滑、柔软，有蒂或无蒂，活检

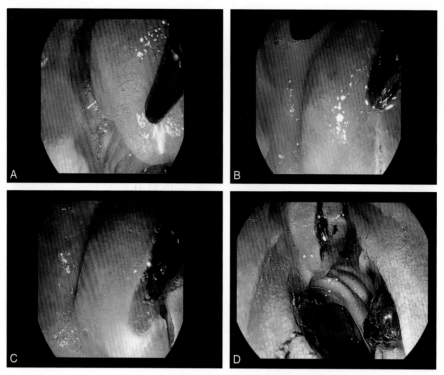

图 2-17　乳头针状切开刀的切开过程

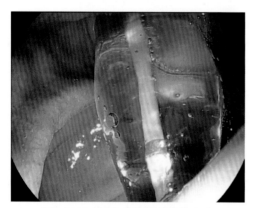

图 2-18　经瘘口柱状球囊扩张术

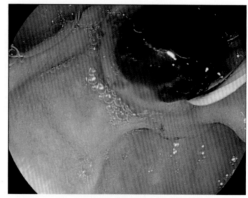

图 2-19　以取石网篮经瘘口将结石取出

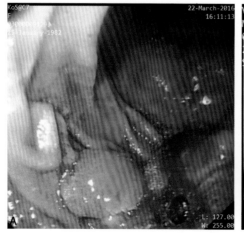

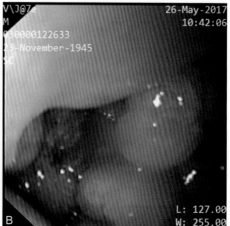

图 2-20　十二指肠腺癌内镜下所见

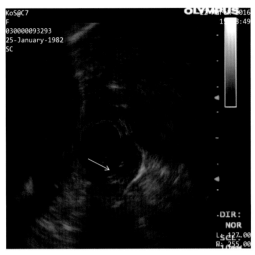

图 2-21　十二指肠腺癌超声内镜下所见

可帮助鉴别。类癌主要浸润黏膜下层，形成黏膜下肿瘤，内镜下表现为表面颜色与周围黏膜相同的隆起性病变，超声内镜表现为边界清晰的无包膜的低回声病变，通常位于黏膜肌层和黏膜下层。

4. **治疗**　手术治疗是目前十二指肠癌最有效、最根本的治疗方式。根治性手术切除主要包括胰十二指肠切除术和十二指肠部分切除术。术式的选择主要依据肿瘤的部位和浸润的深度以及淋巴结转移情况。近年来，随着内镜技术的不断提高，对于早期十二指肠癌可以尝试通过内镜下进行切除，对晚期不能手术伴十二指肠梗阻者行十二指肠支架植入治疗。

第 7 节　十二指肠乳头癌

1. **概念**　十二指肠乳头癌是指发生在十二指肠乳头区域（包含乳头内胆管及胰管）的恶性肿瘤。十二指肠乳头癌是较少见的肿瘤，在所有消化系统恶性肿瘤中，十二指肠乳头癌所占比例不到 1%。在壶腹部周围癌中，十二指肠乳头癌仅次于胰头癌，占第 2 位，发病率 20% 左右，且有逐年增加趋势。十二指肠乳头癌可发生于任何年龄，但 60~65 岁更常见，男女发生比例约为 3∶2。因其位置特殊，常常早期就可出现胆道梗阻而出现症状。大部分研究显示十二指肠乳头癌较其他壶腹周围恶性肿瘤有较高的手术切除率，且预后较好。

2. **内镜下特点**　十二指肠乳头外黏膜呈菜花样或呈不规则溃疡，壶腹部饱满。十二指肠乳头癌好发于乳头开口附近，早期容易发生胆管梗阻而出现黄疸，从而引起临床重视，十二指肠镜活检即可做出确诊（图 2-22）。超声内镜则能清晰地显示肿瘤侵犯深度及与周围比邻关系，易于乳头癌的早期确定（图 2-23）。

3. **鉴别诊断**　乳头部腺瘤镜下可见乳头呈对称性均匀增大，黏膜表面颜色与正常黏膜不同并呈颗粒状外观，没有糜烂和溃疡。

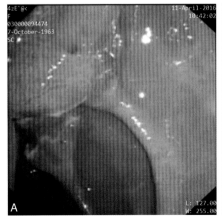
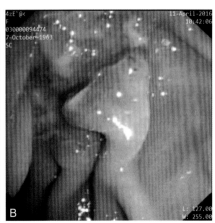

图 2-22　十二指肠乳头癌

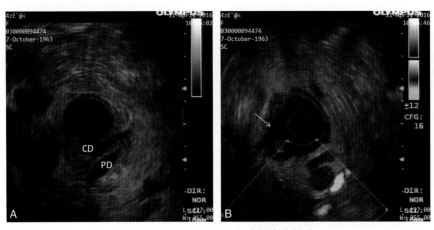

图 2-23 十二指肠乳头癌超声内镜像
A. 十二指肠乳头癌未侵犯胆胰管   B. 乳头癌处黏膜五层结构消失
CD：胆总管   PD：胰管

颗粒的外观均匀一致。经亚甲蓝和靛胭脂染色使颗粒状腺瘤与正常黏膜分界清楚。腺瘤乳头表面光滑，组织有弹性，ERCP 插管不困难。十二指肠乳头腺瘤内可隐藏癌性病灶，在已诊断的腺瘤中约有 50% 可发现癌性病灶。由于癌性病灶很小，活检很难取到癌变组织。为获取较大或乳头内部组织标本，临床上采用乳头切开后用大活检钳取组织，甚至可以用圈套器切下隆起的整块组织做病理检查。EUS（超声内镜）和 IDUS（胆管胰管腔内超声）可显示十二指肠乳头隆起性病灶的起源、边界、内部回声和浸润深度。EUS 显示腺瘤性病变起源于第 1~2 层（黏膜层），表面为边界不清的低回声区，回声强弱类似脾实质，内部回声均匀。有助于对肿瘤的浸润范围做较准确的评估同时，EUS-FNA（超声内镜引导下细针穿刺术）可以活检帮助诊断。

4. 治疗 根治性手术切除是唯一治愈十二指肠乳头癌的方法，手术包括根治性胰十二指肠切除术及局部切除。如患者健康状况允许，根治性胰十二指肠切除为首选，局部切除只应用于高度选择性的患者。局部切除术包括外科手术局部切除和内镜下局部切除术。外科局部切除术在治疗十二指肠乳头癌的主要适应证为较小的十二指肠乳头癌（T1

期）且患者健康状况不适宜进行胰十二指肠切除者。内镜下肿瘤局部切除术多适用于：①更小的腺瘤（<3cm）；②无乳头固定、表面黏膜脆、溃疡、出血等恶性征象；③患者身体条件不允许或者拒绝行大手术等。对于未侵犯到胰管和胆管并局限于黏膜层或黏膜下层的早期十二指肠乳头癌，内镜下完全可将肿瘤完整地切除。早期十二指肠乳头癌切除后预后较好，处于 D0 期的患者，5 年生存率为 100%。大多数的研究显示，十二指肠乳头癌较其他壶腹部周围恶性肿瘤有较高的切除率和较好的预后，术后 5 年生存率为 50%~60%。因此，早期诊断并手术切除仍是目前十二指肠乳头癌最有效的治疗方法。

第8节 胰头癌十二指肠侵犯

1. 概念 位于胰腺头部的癌肿突破胰腺组织侵及十二指肠壁及黏膜组织的不规则溃疡或隆起性病变。10%~20% 的胰头癌可侵犯胃十二指肠造成胃输出梗阻，当同时有黄疸时一般不易误诊。但当肿瘤位于十二指肠降部与胆总管胰内段之间或胆总管走向异常时，临床上可以不出现黄疸，可能误诊为十二指肠球部或十二指肠球后溃疡、瘢痕狭窄，应重视。

2. 内镜下特点 胰腺癌常常侵犯至十二指肠降部及水平部，形成结节状肿块、溃疡或狭窄。如出现十二指肠梗阻的患者，应考虑胰头癌。内镜下可表现为不规则溃疡或隆起改变；如胃镜检查发现十二指肠近段内侧溃疡或不能进入十二指肠降部，应想到胰头癌（图2-24）。超声内镜可以发现胰头部低回声不规则占位，可以侵犯周围组织结构（图2-25）。

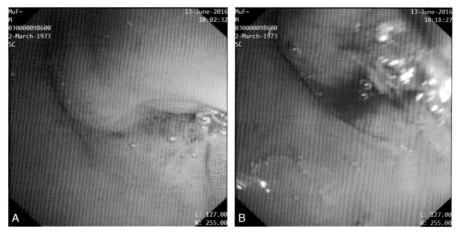

图2-24 胰头癌十二指肠侵犯内镜像

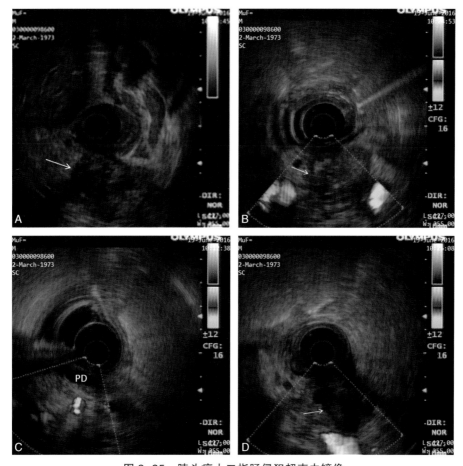

图2-25 胰头癌十二指肠侵犯超声内镜像

A、B.胰头占位超声内镜像 C.胰管扩张超声内镜像 D.十二指肠侵犯超声内镜像

3. **鉴别诊断** 胰头癌十二指肠侵犯并肠腔狭窄，须与原发性十二指肠癌、壶腹癌鉴别。螺旋 CT、MRI 能清晰地显示病变范围，有时可看到十二指肠内侧壁受侵、肠腔不完整，能提示病变性质。门脉 CTA/CTV（CT 血管造影 /CT 静脉造影）可显示门静脉系统是否受侵以及受侵的部位和范围，ERCP 和 MRCP 可了解胆管有无僵硬、狭窄或推移、肝内胆管有无扩张。超声内镜可以清晰地判断病变的范围和深度，以及判断病变与胆胰管关系，有无侵及门脉系统肠系膜上静脉等，同时配合超声内镜下细针穿刺术也可帮助诊断。

4. **治疗** 胰头癌的根治性切除仍然是提高其远期生存率的唯一有效手段。但由于胰头癌极易侵犯门静脉（PV）/ 肠系膜上静脉（SMV），手术切除率很低。胰腺癌患者经典手术的切除率为 21.8%，根治性切除率仅 18.6%，但合并受侵 PV/SMV 联合切除可大大提高胰头癌的根治性切除率。一般而言，胰头癌侵犯十二指肠造成梗阻者已属晚期，多主张施行胃空肠吻合或十二指肠支架植入术缓解梗阻。

（贾皓，龚均）

第3章 内镜逆行胰胆管造影术

第1节 造影术所需设备和条件

1. 内镜逆行胰胆管造影术（ERCP）应在设有消化内科、普外科或肝胆外科、麻醉科、重症监护室、影像科和内镜中心的综合性医院开展，需要多学科协同合作来完成。

2. 实施ERCP的操作室应具有较大空间，面积不小于40m²，可以容纳专业设备以及相对较多的工作人员。具有性能良好的X线机，推荐ERCP专用的X线机。具备合乎要求的放射防护设施和心电、血压、脉搏、氧饱和度监护设备，以及供氧、吸引装置、由发电机或电池提供的不间断电力来源，同时备有规定的急救药品和除颤仪（图3-1）。如为单独的ERCP中心，应配备复苏室。

3. ERCP操作必须备齐以下器械：十二指肠镜、导丝、造影导管、乳头切开刀、取石器、碎石器、扩张探条、扩张气囊、引流管、支架、内镜专用的高频电发生器、注射针和止血夹等（图3-2）。所有的器械符合灭菌要求，一次性物品按有关规定处理，常用易损的器械均有备用品。导丝、导管、切开刀等各种附件应进行分类，存放在容易拿取的地方，常用的同一类附件应该在架子上进行标识，就像图书馆中的图书一样。

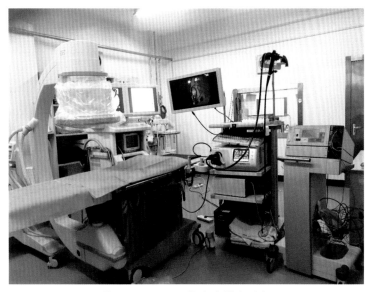

图 3-1　ERCP 检查室基本设备

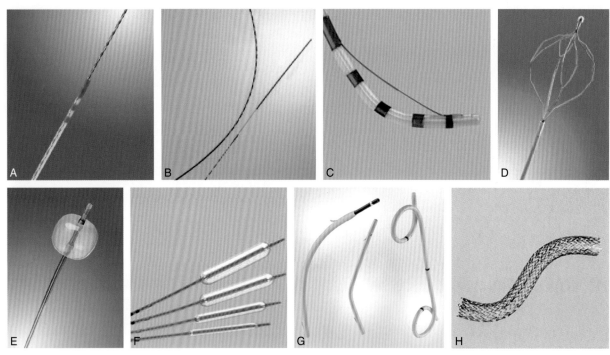

图 3-2　ERCP 应用附件及器械

A.造影导管　B.导丝　C.括约肌切开刀　D.取石网篮　E.取石气囊　F.胆道扩张球囊　G.塑料支架　H.金属支架

4. ERCP 由主要操作者、助手及护士协同完成。ERCP 项目负责人必须是副主任医师以上，主要操作者须由主治医生职称以上、经过正规培训的医生担任。建议根据 ERCP 操作的难易程度实施医生分级操作（表 3-1）。

表 3-1　ERCP 操作难度分级

级别	特点
1 级	选择性胰胆管插管造影 主乳头取病理 胆道支架拔除 / 置换
2 级	小于 1cm 胆管结石取出 胆瘘的治疗 肝外胆管良性 / 恶性狭窄的治疗 预防性放置胰管支架
3 级	大于 1cm 胆管结石取出 急性胆源性或复发性胰腺炎的治疗 肝门及以上部位胆管良性狭窄的治疗 副乳头插管及治疗 胰管狭窄的治疗 内移位胆管支架的取出 小于 5mm 可移动的胰管结石取出

续表

级别	特点
4 级	Oddi 括约肌功能障碍的治疗（有 / 无测压） 胆管内超声检查 肝门部胆管癌的治疗 肝内胆管结石 胆管胰管镜 十二指肠乳头切除 胃肠重建术后 ERCP 去除内移位的胰管支架 大于 5mm 和（或）嵌顿的胰管结石取出 假性囊肿引流术

5. ERCP 的主要操作者及其助手必须参加规范化的专业技术培训。在指导下至少完成 100 例 ERCP、30 例内镜乳头括约肌切开术（endoscopic sphincterotomy，EST），选择性插管成功率达 80% 以上者才可独立操作。

6. 医院年平均完成 ERCP 的例数不宜少于 100 例。保持一定工作量以利于技术水平的提高和工作经验的积累，减少操作的风险。

第 2 节 适应证和禁忌证

1.适应证

（1）胆总管结石：包括单纯性胆总管结石、胆总管结石合并胆囊结石、消化道重建术后患者的 ERCP 取石、先天性胆总管囊肿合并结石、处置困难胆管结石等。处置困难胆管结石包括：直径 >15mm、结石数量 >10 枚、结石形态不规则、胆管结构复杂（如胆管结石远端狭窄、成角等）、肝内胆管结石、上消化道解剖结构异常、Mirizzi 综合征*等，其中胆总管结石取石是最常见的适应证（图 3-3）。

（2）胆管恶性狭窄：包括肝门部胆管恶性肿瘤和胆总管中下段恶性肿瘤。ERCP 适用于胆管癌的诊断，包括进行组织学诊断或直接胆管造影来检测肿瘤的范围等。ERCP 也适用于胆管癌的治疗，如鼻胆管引流或支架植入（图 3-4）。

（3）胆管良性狭窄：最常见的是外科术后胆管损伤与慢性炎性狭窄（慢性胰腺炎和慢性胆管病变，如原发性或继发性硬化性胆管炎等）。胆囊切除术和肝移植是手术相关性胆道狭窄最常见的病因（图 3-5）。肝移植术后胆道狭窄的发生率为 10%~40%，最常见的是胆道吻合口狭窄。胆囊切除术所引起的胆管良性狭窄主要是术中胆道的直接损伤所致，其发生率约为 0.5% 且不被腹腔镜胆囊切除技术的提高所影响。导致胆管良性狭窄的非手术相关病因中，慢性胰腺炎相关的胆道狭窄通常位于胆管远端，往往由于胰腺组织纤维化及胆管周围组织的钙化而较为顽固。

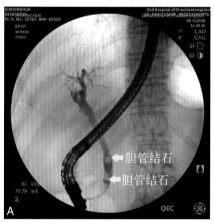
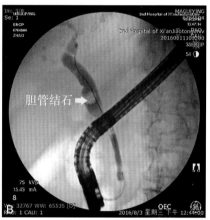

图 3-3 胆总管结石的造影所见

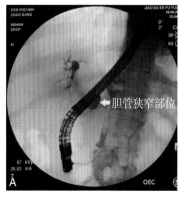
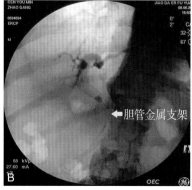
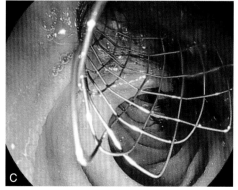

图 3-4 胆管恶性狭窄的处理

A.确定狭窄部位 B.放置支架 C.内镜下所见支架

*Mirizzi 是阿根廷外科医生，他最早描述的疾病称 Mirizzi 综合征

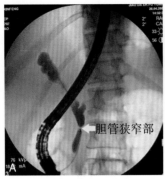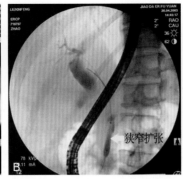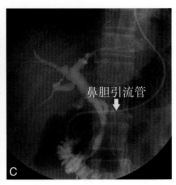

图 3-5　胆管良性狭窄的处理

A. 胆囊切除术后胆管狭窄　B. 狭窄段扩张治疗　C. 治疗后择期再造影

（4）胰腺疾病：如急性胆源性胰腺炎（acute biliary pancreatitis，ABP）、急性复发性胰腺炎（微结石与胆泥、Oddi 括约肌功能障碍）、胰腺分裂症（pancreas divisum，PD）、胰管破裂与胰漏、慢性胰腺炎 [胰管狭窄可行胰管括约肌切开、胰管扩张及胰管支架置入；胰管结石可行碎石、取石和引流（图 3-6）；与主胰管相通的胰腺假性囊肿可行经乳头引流]、自身免疫性胰腺炎和胰腺肿瘤。ERCP 对胰腺导管内乳头状黏液瘤或自身免疫性胰腺炎的诊断是必要的。ERCP 的诊断能力不足以评估胰腺实体肿瘤。而由胰腺肿瘤引起的梗阻性黄疸，应进行内镜下胆管引流。

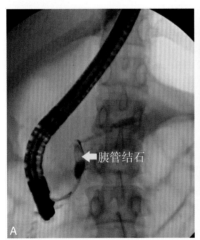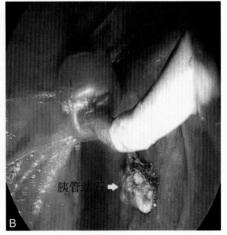

图 3-6　胰管结石的诊断和治疗

A. 胰管结石造影所见　B. 取出的胰管结石

2. 禁忌证

（1）十二指肠镜禁忌者。

（2）严重凝血功能障碍。

（3）不建议实施单纯诊断性 ERCP，由于 ERCP 具有一定的创伤性和风险，患者往往需要住院，费用较高，术后可能发生急性胰腺炎、急性胆管炎、出血、穿孔等并发症，因此原则上不建议实施单纯诊断性 ERCP。

第 3 节　术前准备

1. 知情同意　实施 ERCP 操作前，术者或主要助手应与患者或家属沟通，告知其操作适应证、目的、替代方案（保守治疗）、可能存在的风险，详细表述 ERCP 术后可能出现的并发症，并由患者或患者指定的委托人签署书面知情同意书。

2. 术前讨论　ERCP 术前均应进行术前讨论，对于疑难病例建议多学科术前讨论，结合病史、化验检查、影像学资料权衡 ERCP 的获益与风险，制定切实的诊疗方案，并详细书写讨论记录。

3. 患者准备

（1）凝血功能检查　拟行 EST 的患者需行血小板计数、凝血酶原时间或国际标准化比值检测，检查的有效时间不宜超过 72h，指标异常可能增加 EST 术后出血风险，应予以纠正。长期抗凝治疗的患者，在行 EST 前应考虑调整有关药物，如服用阿司匹林、非甾体抗炎药（nonsteroidal anti-inflammatory drug，NSAID）、活血中药、抗抑郁药物等，应停药 5~7d；服用其他抗血小板凝聚药物（如氯吡格雷、噻氯匹定等），应停药 7~10d；服用华法林者，可改用低分子肝素或普通肝素；内镜治疗后再酌情恢复使用。

（2）禁食　患者前一天晚上禁食或者至少禁食 4h。

（3）术前建立静脉通道　建立较粗的静脉通道，尽量选择右前臂静脉，以利于病情急危重患者的抢救及大手术中快速输血、输液。这是手术顺利进行的重要保证，也是手术成败的关键（图 3-7）。

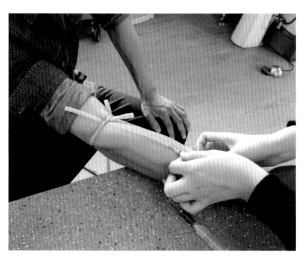

图 3-7　右前臂建立静脉通道

4. 术前用药

（1）预防性抗菌药物应用　没有必要对所有拟行 ERCP 的患者术前使用抗菌药，但是有以下情况之一者应考虑预防性应用：①已发生胆道感染的脓毒血症；②肝门部胆管狭窄；③胰腺假性囊肿的介入治疗；④器官移植 / 免疫抑制患者；⑤原发性硬化性胆管炎；⑥有中、高度风险的心脏疾病（心脏瓣膜疾病）。上述情况均建议使用广谱抗菌药物，抗菌谱应涵盖革兰氏阴性菌、肠球菌及厌氧菌。

（2）镇静与麻醉　术前应对患者病情及全身状况全面评估，根据实际情况选择合适的镇静和麻醉方式，实施深度镇静或静脉麻醉时须有麻醉专业资质的医生在场，并负责操作过程中的麻醉管理与监护。操作过程中，应对患者心电图、血压、脉搏及氧饱和度等实时监测。

镇静和镇痛：静脉注射镇痛镇静药物包括哌替啶、芬太尼、地西泮或者咪达唑仑，药物剂量可以根据患者的反应逐步增加。对于成人，初始剂量为 25~50mg 哌替啶或者 25~50μg 芬太尼，加上 2.5~5mg 地西泮或者 1~2mg 咪达唑仑。如有需要，在操作过程中可追加剂量。静脉注射 25~50mg 苯海拉明或者异丙嗪可以增加镇静效果。给药的注射器应标明不同药物的名称，防止给错。

麻醉：在复杂的 ERCP 操作中用丙泊酚做全麻的情况逐渐增多，特别适用于那些焦虑、有心肺合并症者、长期服用止痛药品或者嗜酒，以及有不能耐受常规镇静药的患者。

平滑肌松弛剂：术前可静脉推注 0.25~0.5mg 胰高糖素或者 20~40mg 丁溴东莨菪碱松弛十二指肠平滑肌，有助于插管。

拮抗剂：备用纳洛酮（0.4mg）和氟马西尼（1mg），以拮抗镇静药的副作用。

（3）预防胰腺炎 有研究表明直肠应用吲哚美辛和术中留置胰管支架均能显著降低术后胰腺炎的发生率。

ERCP 术前常规应用地西泮、东莨菪碱和哌替啶（图3-8），具体用量根据患者的年龄、体重、体质状况等个体化调整。

5.**造影剂** ERCP 使用的造影剂包括高渗的离子型造影剂和等渗的非离子型造影剂。

等渗的非离子型造影剂价格相对较高，但更适合于高敏体质的患者。造影剂应在操作之前用注射器抽好备用，20mL 的注射器最常使用，因为它容易把持，且可装足够的造影剂。高渗的离子型造影剂如泛影葡胺等术前需要做药物过敏试验，而等渗的非离子型造影剂（如碘海醇、碘克沙醇）一般不需要做过敏试验，但也有过敏反应的个案报道。

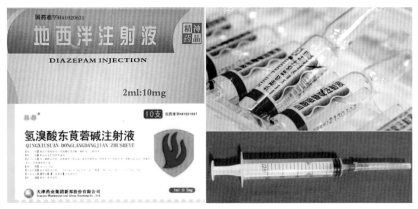

图 3-8 术前常规用药

6.**操作台设置** 操作台上清洁及污染的物品应分开摆放，长的附件盘好后用夹子夹住。纱布用来清洁和擦拭器械，含二甲硅油的无菌水冲洗肠腔可减少泡沫，保持视野清晰。

第4节 操作方法及注意事项

一、具体操作

1.**插镜及观察** 咽部：患者采用左侧卧位或者半俯卧位，这种体位有助于用侧视镜进镜及观察消化道内壁。患者俯卧位时做吞咽动作有时很困难，在插镜时可以让患者取左侧卧位便于插镜。检查内镜的弯角钮处于放松状态，内镜先端通过舌面上进入咽喉，紧靠咽后壁进入食管，嘱患者做吞咽动作更利于插入。如果遇到阻力，不要硬插，随着患者的吞咽动作插入内镜。疑有梗阻者，需

要用前视镜排除梗阻因素。有时，可用左手食指引导内镜进入咽部（图3-9）。

食管：十二指肠镜是侧视镜，头端钝滑，进入食管比前视镜容易。当镇静不足，患者处于焦虑或者抵抗状态时，经常会遇到插镜困难，操作前仔细解释有助于患者放松。当患者采用俯卧体位，稍稍左旋镜身以调整内镜的轴线，轻微向下转动大弯角钮便于看清食管远端（图3-10）。

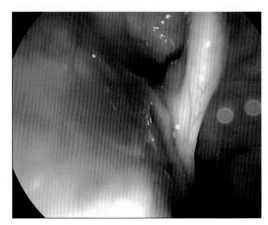

图 3-9 咽部所见

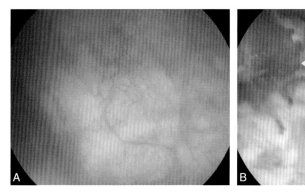
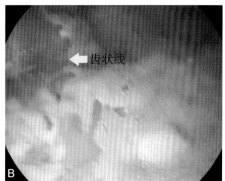

图3-10　食管所见

A. 食管中段　　B. 食管下段

胃：通过贲门进入胃内后，通过吸引将胃液吸出能最大程度上防止误吸。在胃内用侧视镜有时容易迷失方向。如果将侧视镜先端调向下方，则可起到前视镜的功能。患者取左侧卧位比俯卧位更容易辨别方向。患者转向俯卧位后会改变胃轴的方向，镜头经常会在胃底迷路。适当注气膨胀胃腔，找到胃大弯和胃小弯（图3-11A、B、C）。十二指肠镜慢慢向前推进，先端向下可以看到胃大弯和远端胃腔，再向前进，可以看到胃角（图3-11D）。先端向上并回拉内镜能观察贲门。一旦内镜通过胃角，其先端部向下就能观察

到幽门（图3-11E）。调整内镜位置，使幽门位于视野中央，向前推进内镜，将内镜的头端恢复到自然状态，使幽门从视野中消失，即所谓的"落日征"，轻推内镜进入十二指肠（图3-11F）。如果遇到"J"形胃畸形，必须吸气缩小胃腔，并在腹部加压以利于内镜通过。如果幽门开口太紧或变形，可回拉镜头向下，偶尔左右弯曲角钮，帮助内镜进入十二指肠。或者采用左侧卧位，可能更容易通过幽门。

十二指肠：通过幽门后，轻送内镜即进入十二指肠第一段，先端再次向下并注气使

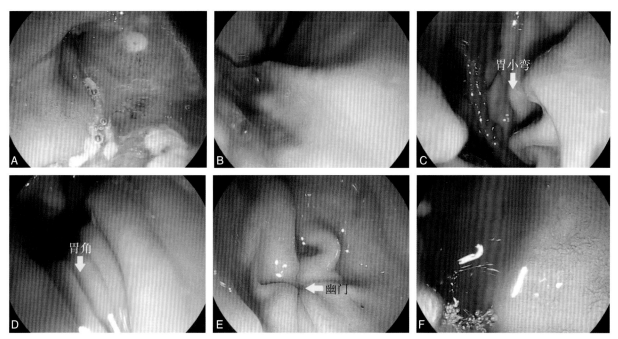

图3-11　胃及十二指肠球部的镜下所见

A. 贲门　B. 胃大弯　C. 胃小弯　D. 胃角　E. 幽门　F. 十二指肠球部

肠腔膨胀。注意操作仔细小心，不要过度膨胀肠腔，否则患者会感到不适，也使操作更加困难。仔细检查球部以排除溃疡或十二指肠炎等病变。再向前进镜，即可达十二指肠第一、二段交界处（图3-12A）。通过该处后，向右旋转镜身，向上调节大角钮，同时缓慢向外拉镜身，内镜先端向前进入十二指肠第二段（图3-12B）。这样的操作是以幽门为支点，缩短了镜身，使内镜处于拉直状态，此时镜身前端距门齿60~65cm（图3-12C、D）。十二指肠腔内过多的气泡可以通过活检

孔道注入二甲硅油溶液来去除。肠腔蠕动可以用解痉药物控制。

乳头：当患者体位转为俯卧位时，镜身再旋回中间位置，在十二指肠第二段中部很容易看到乳头。鉴别乳头的标志是乳头位于平行皱襞与纵行皱襞交汇的地方（图3-13A）。当乳头位于十二指肠憩室边缘或者十二指肠憩室内时，乳头插管就会非常困难（图3-13B、C）。正常乳头看上去呈粉红色突起，大小差别很大，其外形以乳头形最多见，其次为半球形和扁平形（图3-14）。对于乳头开口形态，

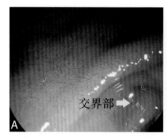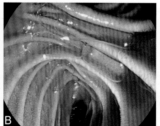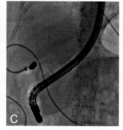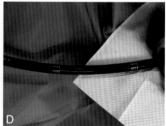

交界部

图3-12　十二指肠镜下及X线透视所见

A.十二指肠一、二段交界处　B.十二指肠第二段　C.透视下内镜呈倒"7"字　D.镜身距门齿距离60~65cm

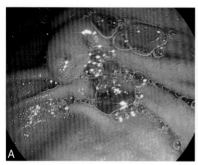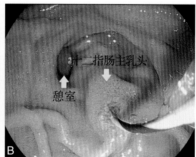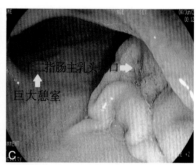

十二指肠主乳头　　十二指肠主乳头开口

憩室　　巨大憩室

图3-13　乳头的位置

A.常见乳头位置　B.憩室旁乳头　C.憩室内乳头

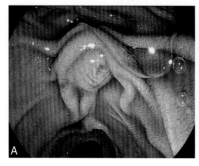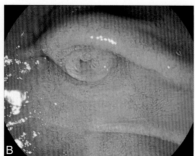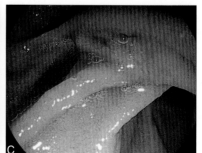

图3-14　不同形态的乳头外形

A.乳头型乳头　B.半球型乳头　C.扁平型乳头

目前最常用的是日本学者大井的分类方法，将乳头开口分为绒毛型（最常见）、颗粒型、裂口型、纵口型和单孔硬化型（图3-15）。异常的乳头改变主要是由于既往有过结石排出或者结石嵌顿，或者肿瘤形成所致。模糊不清的乳头，可通过生理盐水冲洗下寻找胆汁溢出来源的方式找到其开口。

2. 乳头插管

（1）常规方法：在镜身拉直状态下进行插管，这样可以更好地控制角度和内镜头端位置。在某些困难病例或者要进行副乳头插管的病例，可采用长镜身状态下插管。插管时乳头最好处于正面位置。造影导管应在进入十二指肠镜前用造影剂冲洗，排除导管内的气泡，因为气泡一旦进入胆管易误诊为结石。还应避免过多的造影剂注入肠腔，因为高渗造影剂可刺激肠蠕动。术者应尽量减少身体和左手腕的移动，以免内镜移位。在精细调节内镜位置进行插管前最好先将导管置入内镜孔道内。将左右弯角钮锁住减少内镜移动。

应用各种不同的操作手法调节造影导管的末端以便插管，这些动作包括内镜弯曲部的上下左右弯曲、镜身旋转和使用抬钳器，插入或回拉内镜。吸引肠腔内气体可以将乳头拉近内镜，注气则使乳头远离内镜。插管时乳头最好位于内镜视野的中央。很好地控制导管的位置和轴向有助于插管成功。不要过度挤压乳头，以免导致乳头扭曲变形，增加插管困难。过度插入导管可使导管头部顶住乳头的皱襞，阻碍造影剂的注入。用力注射造影剂会导致黏膜下注射。

胆管插管：多从乳头下方沿胆总管轴向插入。接近乳头时，导管从乳头下部接触，抬起乳头的顶部。有时要挑起乳头顶端的皱襞，向11点钟方向插管（图3-16）。如果导管从乳头边上接近乳头，可以调节左右弯角钮将乳头恢复到中间位置。将导管头端向上弯曲塑形有助于插管。另外，导管在十二指肠内呈弯曲状态时利于顺应胆道的轴向。如果导管总是滑过乳头表面，那么从下方插管就很困难，可使镜头向上弯曲，将导管头

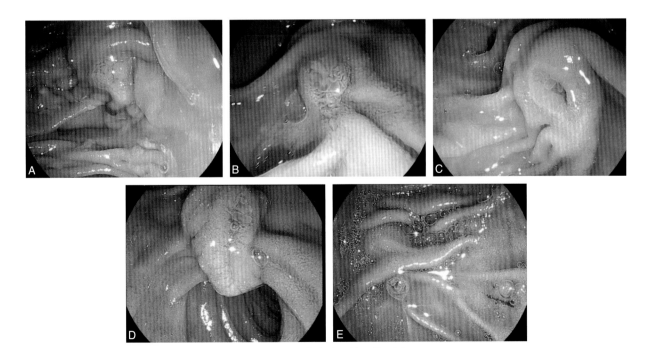

图3-15　乳头开口的不同形态
A.绒毛型　B.颗粒型　C.裂口型　D.纵口型　E.单孔硬化型

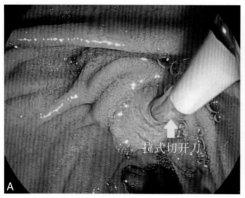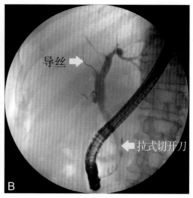

图 3-16　胆管插管
A. 导管的镜下所见　B.X 线下造影所见

抵住乳头上方，向内推进内镜顺应胆管轴向完成插管，即"接吻技术"。此时导管头非常靠近乳头，在进行深部插管定位前调节导管顺应胆管开口的方向。在插入深部管道之前，应先注射少量造影剂，显示管道的轮廓，以助判断和调整插管的方向。

　　胰管插管：多采取垂直十二指肠壁的角度，并在 1~2 点钟的方位进行，通过回拉内镜的头端使插管的方向"下垂"，放松角度钮或下调抬钳器，使用亲水的导丝（图 3-17）。

　　如果需要插入胆管而反复插入胰管，就调整导管头端向上，并向降段推进内镜，使导管头能从下方向上靠近乳头，同时使用抬钳器，向 11~12 点钟位置对准胆管轴向插入胆管。

　　副乳头插管：如疑有或证实胰腺分裂症，主乳头插管失败，则采用副乳头插管。副乳头位于主乳头的右上侧。副乳头非常不明显，

看似十二指肠皱襞中的一个小的粉红色突起，较突出时常被误认为主乳头，但没有主乳头独特的纵行皱襞，而且开口小，插管不易成功（图 3-18）。最好使用 3mm 长的细金属头导管，在长镜身状态下进行副乳头插管。将导管头端弯曲成一定角度有助于插管。在插管和注入造影剂前，须仔细辨别开口的位置，因插管易导致副乳头开口损伤、出血或开口阻塞则更难插管。如果副乳头或其开口不明显，可以先静脉缓慢注射胰泌素，等 2min 后观察胰液流出的位置。

　　（2）切开刀插管：导管插管不能成功，可使用双腔或三腔弓形切开刀，能通过提拉钢丝进一步改变刀头方向，顺应胆管轴向完成插管。大多数医师喜欢在插管前于肠腔内就提拉刀弓，使得插管过程类似于用钩子钓鱼，这样不利于控制刀头。使用切开刀插管

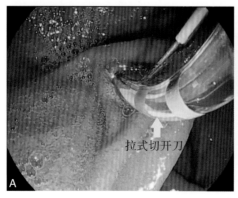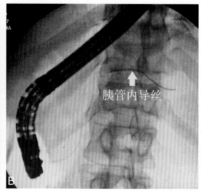

图 3-17　胰管插管
A. 导管的镜下所见　B.X 线下所见

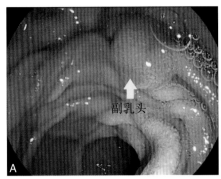
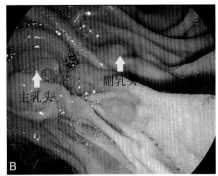

图 3-18 镜下所见的副乳头

应像使用造影导管，在需要改变方向时再拉紧刀弓（导丝若仍在钳道内就非常困难），抬高刀头顺应胆道方向。此外，进一步向降段推进内镜时，轻轻地将切开刀推出，有时左右调节弯角钮有助于顺应胆道轴向。插管过程中，时常注射造影剂，有助于引导切开刀插管方向。

（3）导丝引导插管：当常规方法深插管失败，可使用导丝引导插管。如果造影剂仍在胰管内，可以引导导丝插入，常使用 0.025 英寸（1 英寸 ≈ 2.54cm）或 0.035 英寸带有亲水涂层的导丝。在胰管导丝插入的情况下，利用拉式切开刀在另一根导丝配合下选择在胰管导丝的左上方尝试胆管插管，同时利用刀弓调整插入方向，可以更为轻松地插入胆管（图 3-19）。内镜医生或有经验的助手用导丝探查胆管开口及走向，对导丝的感觉和控制力在插管过程中是非常重要的。当导丝

头端毫无阻力地进入后，将导管沿导丝送入胆管或胰管内。在透视下很容易判断导管是进入胰管。如导丝和导管（或切开刀）插入胆管，可抽出导丝，在注射造影剂前通过抽吸出胆汁确定导管在胆管内。

（4）长镜法插管：乳头移位时，内镜很难靠近乳头顺应胆道的轴向，可将内镜置于长镜身状态使镜头远离乳头，再调节导管或切开刀顺应胆道轴向。当乳头由于水肿或结石嵌顿明显隆起时，乳头开口就会朝下，可向降段推进内镜，以长镜身状态在乳头下方接近乳头。使用弓形切开刀在远离乳头的部位，提拉刀头像"钩子"一样对准乳头开口进行插管，这也是一种可以尝试的方法。

3. 造影 注射造影剂前应拍摄一张右上腹平片，看看有无钙化影、胆道内有无气体充填。开始时在透视下注入造影剂原液。胰管以胰尾及侧支显影为宜，避免造影剂过量致腺泡

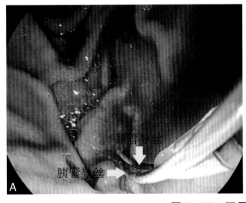
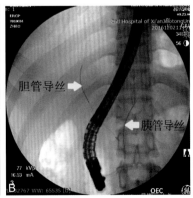

图 3-19 双导丝法
A. 内镜下所见 B.X 线透视下所见

显影，腺泡显影会增加术后胰腺炎的发生。胆管造影时，先用造影剂原液，当看到结石时换用稀释的造影剂。避免胆道内注入过量造影剂，这可能会屏蔽扩张胆管内的小结石。俯卧位时

左肝内胆管比右肝内胆管先显影。除了胆囊管阻塞的患者，胆囊通常也能显影。在造影过程中拍摄多处即时片。变动内镜的位置有助于显露镜身后面的胆管部分（图3-20）。

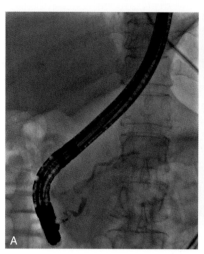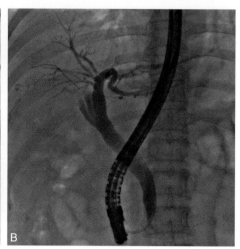

图3-20 造影所见

A.胰管显影 B.胆管显影

4. 撤镜 操作结束后回撤内镜一定要放下抬钳器，解锁角度钮，在胃内吸出气体，减少患者不适。患者取仰卧位，拍摄不同部位的X线片。

二、寻找乳头的困难与对策

1. 镜头插入过浅 镜头达不到十二指肠降段，多因溃疡或瘢痕形成、曾行外科手术或者肿瘤浸润导致十二指肠畸形，透视下可见镜头位置异常。此时可将镜头向下或左右弯曲顺应变形的肠腔进入水平段，再尝试回拉内镜。右旋内镜有助稳定内镜位置，防止内镜滑回胃腔。有时肠腔变形，插管要在长镜身下进行。当肠腔狭窄时（尤其是肿瘤浸润所致），通过内镜要非常小心，防止发生穿孔。

2. 镜头插入过深 镜头已达十二指肠水平部。多见于身材矮小的人或插入十二指肠时过度用力。透视有助于判断内镜的位置。此时，

放松弯角钮，轻轻回拉内镜至降段，寻找乳头标志。身材矮小的人（或者儿童），乳头位于镜身在体外50~55cm处，透视下镜身呈直线型。

3. 乳头辨认不清 乳头通常位于十二指肠降段纵行皱襞和水平皱襞交汇处，呈隆起状，少数情况下呈扁平型或者不典型粉红色区域。肠腔内过度的肠液或气泡会影响辨认乳头，注射去泡剂（如二甲硅油）或吸出气体有利于找到乳头（图3-21）。乳头有时会隐藏在过于隆起的十二指肠皱襞内，用造影导管挑起或拨开乳头上的皱襞暴露乳头。如果还找不到乳头，可以在十二指肠水平段看有无憩室，乳头有时会位于憩室的边缘或在憩室内。用导管推动憩室边缘，使乳头位于理想位置便于插管。肠腔内过多气体可以牵拉憩室，使乳头移位，抽吸腔内气体可使乳头回位，便于插管。曾行括约肌手术或括约肌切开的患者，胆管开口与胰管开口分离，胆管开口位于口侧。乳头上的瘘口也可以引流胆汁，导致主乳头插管失败，注意寻找隐

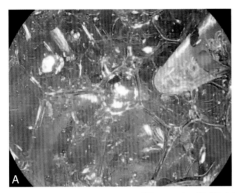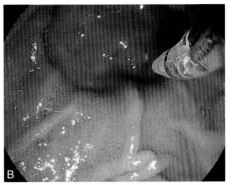

图 3-21　使用去泡沫剂的对比观察
A.使用前乳头被泡沫掩盖　B.使用后清晰显示乳头

藏在十二指肠皱襞内的瘘口（图 3-22）。

4.异常的乳头　乳头在病理状态下（如壶腹肿瘤、严重胰腺炎）导致局部水肿，乳头插管会变得十分困难，但是如能看到开口，还是可以进行插管的。当壶腹肿瘤浸润到整个乳头时，开口很难辨认（图 3-23）。应避

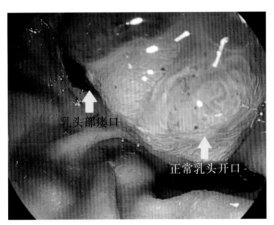

乳头部瘘口

正常乳头开口

图 3-22　十二指肠乳头部瘘口形成

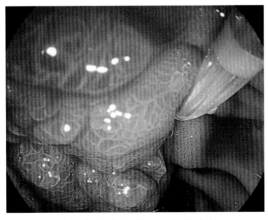

图 3-23　十二指肠乳头部肿瘤

免导管对肿瘤区域的损伤，因出血使插管更困难。插管前，仔细观察乳头，确定开口位置。开口可能位于乳头远端或下方，有时能根据胆汁流出判断开口位置。盲目探查乳头开口，可能会产生假道，或将造影剂注入肿瘤组织内，甚至导致穿孔。

三、插管技术的难点与对策

1.困难胆管插管　困难胆管插管的定义是在标准的 ERCP 操作中，10min 内或经 5 次插管不能完成胆管选择性插管，或无法接近主乳头（2016 年国际共识意见）。原因包括：乳头辨认不清，胆管位置或轴向不好，造影剂不能注入胆管等。困难插管时应避免反复使用同一插管技术，以防止对乳头的损伤。可以选择在 24~48h 后再次进行 ERCP 或者转至其他中心。在困难胆管插管方面已经开发了许多不同的技术，如乳头预切开术、双导丝插管法、胰管内支架置入辅助导丝引导的胆管选择性插管以及胰管支架置入后预切开术、超声内镜引导技术、经皮经肝途径进入胆管等。标准插管失败后推荐使用非甾体抗炎药直肠给药，胰管支架置入等预防术后胰腺炎。

（1）乳头预切开术：如果有明确的胆道病变（结石嵌顿或肿瘤），而常规方法胆道

插管失败，可以使用乳头括约肌预切开术帮助插管。由于预切开术并发症较高，操作时要非常细心。只有适应证明确，必须要进入胆管（如恶性梗阻性黄疸的姑息治疗）时，才使用预切开术。预切开术不要应用于诊断性ERCP或者作为普通胆管插管的替代技术。用针状刀做预切开有两种方法：一种是从乳头开口向上切开，另一种是从乳头上方向下切开。在切开前先插入一个胰管支架保护胰管开口，也有助于降低术后胰腺炎的发生。胰腺分裂症患者副胰管置入支架后，可用针状刀沿支架切开副乳头括约肌。

（2）双导丝技术：指在胰管内放置第一根导丝然后用第二根导丝进行选择性胆管插管（图3-24）。第一根导丝的作用是为插管提供指向性标志并加强共同管道的十二指肠部分，从而有助于插管成功。

（3）胆管梗阻患者如果经乳头插管不成功或者乳头无法接近，超声内镜引导下进入胆管是一种可选择的引流方法。如果超声内镜引导途径在胃内和十二指肠均可行，则经十二指肠途径更为安全。

（4）当内镜插管途径失败时，经皮经肝途径是进入胆管可以选择的方法（图3-25）。

（5）对于存在显著的十二指肠狭窄，可

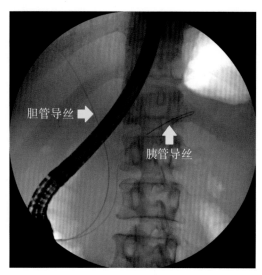

图 3-24　双导丝法辅助胆管插管

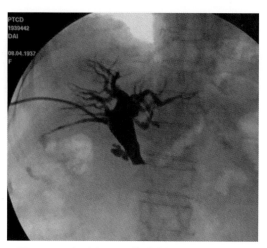

图 3-25　经皮经肝胆管穿刺引流（PTCD）

以选择内镜下球囊扩张术和（或）内支架植入后的标准插管技术。超声内镜引导或经皮经肝穿刺途径是可以替代的一线方案。

2. 胆管深插管　胆总管深插管失败常是因为没有对准胆管轴向。如果用力插导管头端会使乳头变形。调节内镜使乳头位于视野中央。如果导管从乳头下方朝向胆管右侧或前壁，回拉导管，向下旋转弯角钮。回拉内镜也能调节导管曲线对准胆管轴向。轻轻左旋内镜先端也有助于导管头端滑入胆管。

透视下间断注射造影剂以显示胆管的轴向。使用金属头或不透光尖端的导管有助于准确定位。注意避免反复注射造影剂充盈胰管。如果还不能显影胆管，可使用乳头括约肌切开刀。如果胆管显影了，使用导丝进行深部插管。如果导丝进入胆管，将导管或切开刀沿导丝送入胆管，撤出导丝，先用注射器抽吸胆汁，然后注入造影剂显影胆管。有时结石嵌顿乳头或肿瘤侵犯乳头都会造成胆管深插管困难，可使用较硬的器械如切开刀，能推开嵌顿的结石。

胆管狭窄常使胆管深插管变得困难。尝试以导丝通过胆管狭窄段仍存在着挑战，这取决于梗阻的严重程度及部位。在尝试以导丝通过狭窄段时最常用的仍然是标准的0.035英寸亲水导丝；对严重和复杂的胆管狭窄则可能需选用直径更细、操作性更佳（如0.025英寸、0.021英寸和0.018英寸）、先端部成角或直头的导丝。另外，当传统方法无法使导丝通过良性胆管狭窄时，可能需要采用一些其他技术如球囊充盈后拖曳法、Spyglass胆道镜辅助的导丝插入法，但应避免蛮力操作以防止形成假道或胆道穿孔。

3.选择性肝内胆管插管　在短镜状态下，利用镜头的弯曲、导管的弧度及胆管的形状都有利于插入右肝内胆管，使用"J"形导丝或者是直型导丝配合弯曲的导管，也有助于选择性右肝内胆管插管，但是弯曲的导管经常容易进入胆囊管。

左侧肝内胆管插管更为困难，特别是肝左管有狭窄时。可利用直头造影导管或者弯头向右的鼻胆管帮助调节导丝方向。在胆总管中段以充盈的气囊导管作为支点，可引导导丝进入左或右肝内胆管。

如果胆管轴是直的，将导管或鼻胆管头端置于胆总管远端，朝向左侧，插入直头导丝可对准左肝内胆管开口，左旋镜头使导丝进入左肝内胆管。如果胆管轴弯曲，导丝会抵住右肝内胆管，可使导管或鼻胆管头端抵住肝总管右侧壁，利用肝总管壁使导丝反弹进入左肝内胆管。还可以在左右肝管分叉处，缓慢张开盘曲的导丝，使导丝头反折进入左肝内胆管。

如果解襻失败，可以继续推进导丝，使导丝卷着进入左肝内胆管。一旦导丝头端进入左肝管，进一步深插导丝防止脱出，然后将导管或鼻胆管沿导丝跟入左肝管。要注意导丝头端3cm非常柔软，沿这部分推进导管是非常困难的。

如用力推进硬质导管可能会使导丝打折，导管弹入右肝内胆管。因此导丝必须超过预定部位至少3cm以上，再将导管沿导丝跟入肝内胆管。向肠腔远端推进内镜可以取直胆

管轴向，增加导丝进入左肝内胆管的机会。选择性插管还可以使用"J"形导丝或者头端弯曲的导丝，能通过旋转导丝改变导丝方向，从而进入预定管道。

4.胰管插管　胰管插管失败多数情况下是因为轴向不对。胰管插管通常是垂直十二指肠壁在1点钟方向插入。经常需要回拉镜头，松弛向下的弯角钮，左右调节弯角钮或降低抬钳器以顺应胰管的轴向。在一些插管总是失败的病例，要注意拍摄一张腹部平片，可能会显示有一个小的腹侧胰管。

胰腺分裂症患者仅通过主乳头插管不能显示体尾部胰管，必须进行副乳头造影。胰头肿瘤造成胰管梗阻引起的体尾部胰管不显影有可能误诊为腹侧胰管。胰管结石也可以阻塞胰管造成胰管不完全显影。使用头端弯曲的导丝有助于胰管插管。胰腺分裂症胰管插管失败，可能是因为腹侧胰管缺失。

5.副乳头插管　大多数患者副乳头并不明显，插管也是非常困难的。副乳头位于十二指肠降段，在主乳头的右上方，在主胰管梗阻或胰腺炎时较为突起。怀疑胰腺分裂症的患者要进行副乳头插管以显示背侧胰管。副乳头插管时一般采用长镜身，镜头轻轻偏向右侧，这样可以使副乳头位于内镜视野的中央。

如果副乳头或其开口不明显，可以先静脉缓慢注射胰泌素，等2min后观察胰液流出的位置，可帮助确定副乳头开口。一旦明确了副乳头开口的位置，用细金属头导管（3mm）或针头样导管进行插管，弯曲导管头端有利于插管。插管时要避免导管的尖头损伤乳头，以免导致出血影响乳头开口的观察。长镜身状态下导管尖端会被镜身遮挡，但是当背侧胰管充盈时可以看到造影剂流过脊柱。困难病例中，可使用细头Teflon导管联合0.018英寸弯头导丝插管，用导丝头端探查副乳头

开口。一旦导丝进入背侧胰管，导管沿导丝跟进，撤出导丝注入造影剂。

有时即使患者没有胰腺分裂，主胰管插管也会失败。如果注射胰泌素后仍无胰液从副乳头流出，要重新检查主乳头。如果看到胰液很通畅地从主乳头流出，说明没有胰腺分裂，要再次尝试从主乳头插管。

四、造影过程中的注意事项

ERCP操作时患者经常采用俯卧体位。由于重力的作用，当患者采取不同体位时，造影剂会充盈胆胰管系统不同的部位。ERCP造影后，有时必须转动患者的体位，以避开重叠的肠腔气体、骨性结构以及十二指肠镜本身对影像的干扰。有时也可以通过旋转C臂避开上述干扰。上、下倾斜X线检查床也可以使造影剂更好地充盈胆总管远端或者肝内胆管。让患者右侧卧位，可以使胆总管避开脊柱，显示出俯卧位时可能重叠在胆总管上的胆囊管，这种体位还可以很好地显示胆囊。个别情况下患者采用仰卧位进行ERCP，这时候内镜医师必须调节自己的位置，身体要向右侧转动，甚至要背向X线机。如果胆囊部分显影，较难诊断胆囊结石。延迟胆囊摄片（约45min后），此时造影剂与胆汁均匀混合，有助于显示小的胆囊结石。

五、特殊人群（胃肠重建、儿童、妊娠期）的检查方法

1. 消化道重建术后　消化道重建术后的解剖关系可以分为以下3类：包括毕Ⅱ式（含布朗吻合术）、Roux-en-Y胃旁路术和其他类型。其他类型包括胰十二指肠切除术及保留幽门的Roux-en-Y吻合、胰十二指肠切除术及Roux-en-Y肝管空肠吻合术等。近年来

研究显示，对于消化道重建术后合并胆总管结石患者，内镜下治疗相比于经皮肝穿刺胆道引流（percutaneous transhepaticcholangial drainage，PTCD）及外科治疗具有更好的治疗效果及远期预后。消化道重建术后患者的十二指肠乳头位置和乳头肌切开方向均与正常结构不同，这种情况行ERCP有较大的难度及风险，建议由经验丰富的内镜医生操作。

（1）对于毕Ⅱ式胃大部切除术后合并胆总管结石的患者，可行乳头柱状球囊扩张术（EPBD）联合或不联合EST（图3-26）。有研究表明，EPBD相较括约肌切开术技术上更简单，操作更有效，同时在并发症方面无显著差异。对于较大的结石应避免暴力操作、强行取石，可实施碎石操作。通过胃肠吻合口，经输入襻空肠反向抵达十二指肠，应注意动作轻柔，避免引起肠道损伤。镜身前段加装透明帽、气囊辅助小肠镜等均为找到乳头、成功插管提供可能。建议使用标准ERCP导管或反式括约肌切开刀等进行胆胰管插管。毕Ⅱ式术后患者应使用反式括约肌切开刀沿导丝进行切开，可先留置胆管支架再用针状刀切开胆管括约肌，预留胆管支架可为乳头切开提供更高的安全性。

（2）对于毕Ⅱ式胃切除术后合并胆总管结石的患者，采用侧视镜和前视镜有着相似的插管成功率，推荐侧视镜作为首选，前视镜作为侧视镜失败病例的备选方案。虽然前、斜视镜可以带给内镜医生更简单和习惯的视野，便于插管成功，但是侧视镜的抬钳器可以提供更好的治疗效果。近年来的系列研究提示使用侧视镜发生穿孔等并发症的概率也相应减低。因此，推荐对于毕Ⅱ式胃切除术后合并胆总管结石的患者，侧视镜可考虑作为首选方案。

（3）对于Roux-en-Y吻合等解剖结构较复杂的需行胆总管取石的患者，气囊小肠

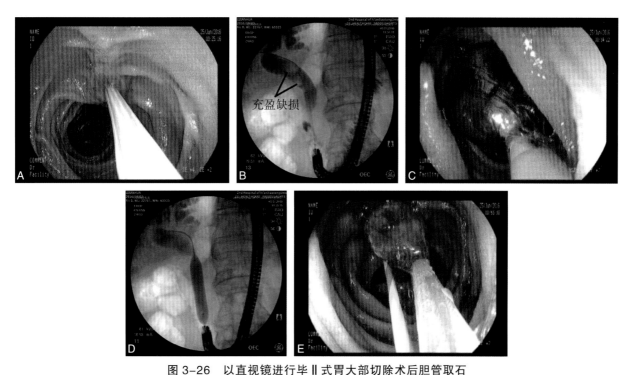

图 3-26 以直视镜进行毕Ⅱ式胃大部切除术后胆管取石
A.胆管插管 B.胆管造影可见结石 C.乳头球囊扩张 D.X线下所见扩张球囊 E.取出胆管内结石

镜辅助的ERCP应作为一线干预方式。对于Roux-en-Y吻合的患者，由于必须横穿过患者过长的输入襻到达十二指肠主乳头或肝管空肠吻合部位，使得应用传统的ERCP很难完成。近年来气囊小肠镜辅助的ERCP使得对消化道重建术后患者施行胆总管取石成为可能。气囊小肠镜辅助的ERCP是一种技术难度大、治疗时间长并且需要特殊设备的操作，应由对气囊小肠内镜和ERCP均有丰富操作经验的医师施行，并且需要严格掌握操作适应证，评估患者一般情况能否耐受。当操作者经验不足或气囊小肠镜辅助的ERCP失败时，超声内镜引导下胆管引流术（endoscopic ultrasound-guidedbiliary drainage，EUS-BD）或PTCD可作为替代治疗方式，必要时转诊至更专业的医疗机构。气囊小肠镜辅助的ERCP相比PTCD来说创伤更小、安全度更高。气囊小肠镜根据其组成结构分为单气囊小肠镜和双气囊小肠镜，依据其长度和操作通道孔径分为长型气囊小肠镜（工作长度200cm，

操作通道半径2.8mm）和短型气囊小肠镜（工作长度152cm，操作通道半径3.2mm）。双气囊小肠镜的系列研究表明，其胆总管插管成功率为74%~98%，手法操作成功率为91%~100%，非致命并发症发生率接近5%。因此，对于胃肠改道术后需行胆总管取石的患者，气囊小肠镜辅助的ERCP应成为一线干预方式。

（4）腹腔镜辅助ERCP在治疗消化道重建术后需行胆总管取石的患者方面有潜在优势，文献报道其乳头到达率和治疗成功率均优于气囊小肠镜辅助ERCP。但是，腹腔镜辅助ERCP尚不能作为临床常规治疗手段。

2.小儿ERCP

（1）小儿不是ERCP的禁忌，但由于小儿对放射线暴露更为敏感，应严格掌握指征，并且在ERCP过程中，甲状腺、乳腺、生殖腺、眼睛等部位应有严格的防护措施。

（2）小儿ERCP应在麻醉下实施，建议由经验丰富的内镜医生操作。一般年龄超过

1 岁或体重大于 10~15kg 的小儿可采用成人十二指肠镜操作，也可选用小儿专用内镜，但配套的器械及内镜下治疗的选择有限。

（3）尽管小儿行 EST 总体是安全的，但条件许可时，应尽量保留或部分保留括约肌功能，并应做好生命体征监测。

（4）小儿 ERCP 术后并发症发生率略高于成人，最常见的是 ERCP 术后胰腺炎，多为轻度，术后胰腺炎发生与胰腺造影、胰管括约肌切开术、胰管支架置入术、胰管狭窄扩张术等因素相关。

3. 妊娠期 ERCP

（1）育龄期女性行 ERCP 前应完善血、尿检查，以除外妊娠。

（2）妊娠期间胆管结石引起胆管炎、胰腺炎等时，应优选 ERCP。妊娠期间施行 ERCP 具有一定的风险和技术困难，诊断胆总管结石时可考虑行超声、磁共振胰胆管成像（magnetic resonance cholangiopancreatography，MRCP）或内镜超声检查术（endoscopic ultrasonography，EUS）。胆管结石引起胆管炎、胰腺炎等，应优选 ERCP 介入治疗，可避免妊娠期间手术干预的并发症。

（3）妊娠期 ERCP 建议由经验丰富的内镜医生操作，即使是在有经验的内镜专家监督下，也不推荐经验欠缺的内镜医生操作。可能的情况下，尽量将操作推迟到妊娠中期（4~6 个月）实施，妊娠后期的孕妇建议将推迟至 36 周以后或生产后。

（4）ERCP 期间孕妇应采取平卧位，以避免操作期间胎盘血流减少，同时应尽量减少孕妇及胎儿的放射线暴露。应做好孕妇及胎儿的放射防护与生命体征监护，尽量采用简短的透视，尽量减少胎儿的放射线暴露，包括暴露时间和暴露剂量（暴露剂量应小于 50~100mSv），同时应记录放射线暴露时间和暴露剂量。对于有条件的医院，可应用胆道镜或 EUS 观察胆管内病变情况，以减少胎儿的放射线暴露，但该方法会导致 ERCP 耗时增加，其对胎儿的影响还有待进一步验证。利用胆汁抽吸可验证胆道插管是否成功，可避免透视辐射，但该方法的准确性有待验证。

（5）妊娠期 ERCP 支架置入率低于非妊娠人群，但 ERCP 相关并发症的发生率高于非妊娠人群，包括术后胰腺炎、穿孔、胆囊炎等，但 ERCP 总体上不增加孕妇病死率及早产率、流产率等，亦不会延长总体住院日。存在妊娠并发症（如胎盘剥离、胎膜断裂、惊厥或先兆流产等）的孕妇应视为禁忌。

附：标准化的 ERCP 报告要求：

应包括是否到达目的腔道，在插管时所应用的器械（括约肌切开刀、套管、球囊导管等），还应该包括术中出现的异常情况、操作的主要目的、操作后的预期结果、术后可能存在的并发症以及应对建议。操作过程的图片在条件允许的情况下应按照相关规定存档管理。富有代表性的内镜下以及造影图片是证明手术发生过程的最佳客观依据，完善的操作记录有助于使涉及患者医疗的临床医生制定基于患者自身情况的个体化治疗方案。

（万晓龙　厉英超）

第4章　内镜逆行胰胆管造影术在诊断上的应用

第1节　正常胰、胆管表现

正常胆总管的长度为 4~8cm，直径 0.6~0.8cm，由肝总管和胆囊管汇合而成，胆总管在肝十二指肠韧带内下行于肝固有动脉的右侧，肝门静脉的前方，向下经十二指肠上部的后方，降至胰头后方，转向十二指肠降部中段，在十二指肠后内侧壁内与胰管汇合，形成胆胰壶腹，开口于十二指肠主乳头。在胆胰壶腹周围有括约肌包绕，在胆总管与胰管的末端也有少量平滑肌包绕，分别称胆总管括约肌和胰管括约肌。胆胰壶腹括约肌保持收缩状态。肝分泌的胆汁经左、右肝管，肝总管和胆囊管进入胆囊贮存。进食后，尤其进高脂肪食物后，在神经体液因素调节下，胆囊收缩，胆胰壶腹括约肌舒张，胆囊内的

胆汁自胆囊经胆囊管、胆总管、胆胰壶腹、十二指肠主乳头，排入十二指肠内参与食物的消化。

正常胆管的 ERCP 图像可以看到胆管的树形结构，左右肝管汇合成为肝总管，肝总管与胆囊管汇合后形成胆总管，胆总管下端接近十二指肠主乳头开口处会逐渐变细，形似"笔尖"样。需要指出的是，一般 ERCP 胆管造影时，并不一定能够对胆囊管及胆囊进行很好的显影（图 4-1A）。与胆管造影略有不同，胰管造影时通常仅显示主胰管即可，应避免胰管内压力过高，尽量降低胰腺炎发生概率。正常胰头部胰管直径一般不超过 4mm，有时造影也可同时显示背侧胰管（图 4-1B）。

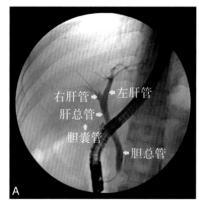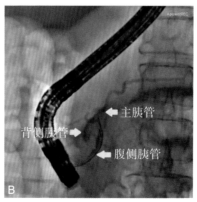

图 4-1　正常胆胰管的 ERCP 造影图像

A. 正常胆管造影图　　B. 正常胰管造影图

第2节　慢性胰腺炎

慢性胰腺炎是以胰腺实质和胰腺导管结构破坏为特征的胰腺不可逆性纤维炎症病变，基本病理特征包括胰腺实质慢性炎症损害和间质纤维化、胰腺实质钙化、胰管扩张及胰管结石等改变。临床主要表现为反复发作的上腹部疼痛和胰腺内、外分泌功能不全。

虽然 ERCP 可显示胰管改变，但由于技术原因，如果胰管充盈不佳，会影响 ERCP 诊断的敏感度，注射造影剂也会导致对胰管直径的高估（是 MRCP 测量值的 1.5 倍），且 ERCP 为侵入性检查，存在术后出现胰腺炎风险，因此不建议作为一线的诊断方法，仅用作确诊病例的治疗手段。内镜治疗的目的包括取出胰管内结石（图 4-2），解除胰管狭窄，改善胰液的引流，降低胰管内压力，减轻疼痛，延缓胰腺内外分泌功能的损害。

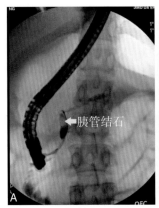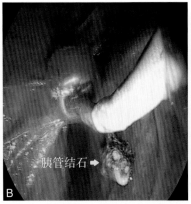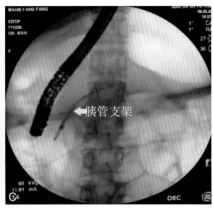

图 4-2　胰管结石取出过程
A. 显示结石　B. 球囊取石　C. 支架植入

第3节　胰腺囊肿

胰腺囊肿包括真性囊肿、假性囊肿和囊性肿瘤，临床上以假性囊肿最多见。根据囊肿形成的病因，可将假性囊肿分为①炎症后假性囊肿，见于急性胰腺炎和慢性胰腺炎。②外伤后假性囊肿，见于钝性外伤、穿透性外伤或手术外伤。③肿瘤所致假性囊肿。④寄生虫性假性囊肿，由蛔虫或包囊虫引起。

胰腺假性囊肿的诊断可通过上腹部 B 超、CT、MRI 及 EUS 予以确认（图 4-3），必要时需要行 EUS-FNA 以便与囊性肿瘤相鉴别。ERCP 主要用于部分假性囊肿的治疗。如果囊肿持续存在（超过 6 周）、直径 >5cm、伴有临床症状（如腹痛、胃流出道梗阻等）或出现并发症时（如感染、出血、破裂等），应进行临床处理。胰腺假性囊肿的处理首选内镜治疗，对于与主胰管相通的囊肿可通过 ERCP 途径经乳头引流，也可行 EUS 引导下经胃肠壁穿刺囊肿引流。

第4节　急性胰腺炎

由中华医学会消化内镜学分会 ERCP 学组制定的 2018 年版的《中国 ERCP 指南》中指出：对轻型急性胆源性胰腺炎（Acute biliary pancreatitis，ABP）患者，不推荐急诊 ERCP，应待病情稳定后行 MRCP 评估，决定是否需行 ERCP。对于 ABP 合并急性胆管炎或胆道梗阻患者，应行急诊 ERCP，并予 EST。然而，若预期患者病情较重，是否行 ERCP 尚存争议。重型 ABP 患者早期进行

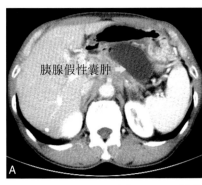
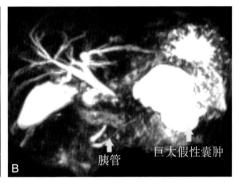

图 4-3　一例外伤后胰腺假性囊肿形成
A. 腹部 CT 增强扫描所见　B. MRCP 检查所见

ERCP 联合或不联合 EST 与保守疗法相比，可显著降低并发症发生率，但并不显著降低病死率。因此，对于 ABP 首先需要明确是否存在胆道梗阻或者胆管炎，从而为后续治疗提供准确的依据。

以一例中度重症胆源性胰腺炎患者为例，发病 18h 后急诊行 ERCP 术，内镜下于胃窦四壁可见大量白色及浅绿色脓液附着（图 4-4A），反复冲洗抽吸后可见较多浅绿色脓液自幽门口溢入胃腔（图 4-4B）。于 ERCP 下行 EST 术并胆管清理术，可见较多墨绿色浓稠胆汁溢出（图 4-4C），同时行胰管支架植入，进行胰管引流（图 4-5）。经过上述治疗后患者腹痛、腹胀等症状很快缓解，血尿淀粉酶于术后 48h 均降至正常，并于术后第 5 天出院。

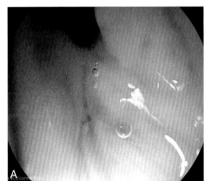
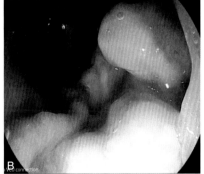
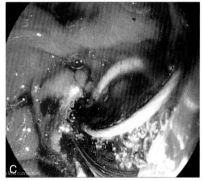

图 4-4　ERCP 操作内镜下所见
A. 胃窦四壁见大量脓液　B. 脓液自幽门溢入胃腔　C. EST 后可见墨绿色胆汁溢出

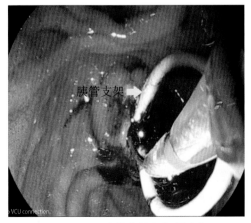

图 4-5　于胰管内植入塑料支架

第 5 节　胰腺癌

胰腺恶性肿瘤尤其是胰头癌常常会引起梗阻性黄疸，甚至是部分胰腺恶性肿瘤患者就诊时的首发表现，上腹部 B 超、CT 平扫及增强扫描有助于确定诊断，但若需要得到病理学依据，则需要进行超声内镜引导下细针穿刺活检（EUS-FNA）等进一步的检查措施。

MRCP 检查可发现胆总管下段或中下段无法清楚显示或者呈截断性狭窄，而近端胆管以及肝内胆管显著扩张，"软藤征"阳性；与此同时，胰管尤其是胰体尾部胰管亦明显扩张（直径一般 >4mm），胆管及胰管同时明显扩张的情形被称为"双管征"（图4-6），胆管造影可见胆总管中下段近乎截断样狭窄，肝门部亦可见狭窄（图4-7）。ERCP对胰腺癌并梗阻性黄疸患者除具有诊断价值外，它还是更为重要的减黄治疗措施，若能同时行胰管支架植入，对于部分患者的腹痛症状也有比较明显的缓解作用。

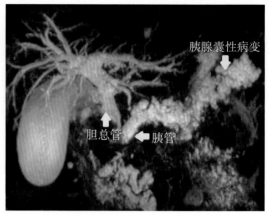

图4-6　MRCP显示胆管及胰管均明显扩张，称为"双管征"

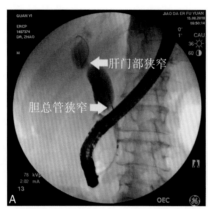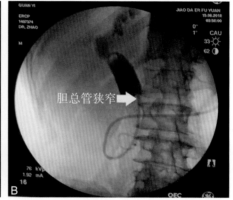

图4-7　ERCP胆管造影可见胆总管中下段近乎截断样狭窄，肝门部亦可见狭窄

第6节　胆石症

胆管结石在ERCP胆管造影过程中多表现为单发或多发的类圆形、椭圆形或不规则形状的充盈缺损，且在动态造影过程中可以发生位置的变化（图4-8）。在取石过程中也可显示结石位置（图4-9）。

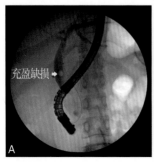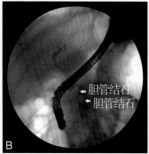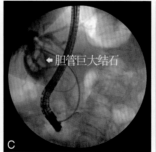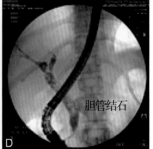

图4-8　胆管造影可见形态多样的单发或多发充盈缺损

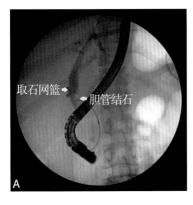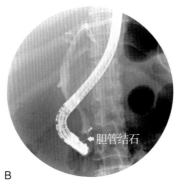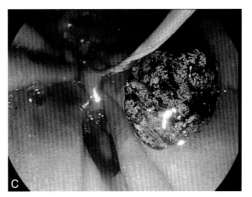

图4-9　网篮取石过程

A.取石网篮将结石套住　B.结石随网篮移至胆总管下端　C.将结石拖出至肠腔内

第7节　缩窄性十二指肠乳头炎

缩窄性十二指肠乳头炎是一种胆道常见病变，是Oddi括约肌狭窄与Vater壶腹括约肌狭窄的总称，多与胆石症、胆管寄生虫、胆管炎、胰腺炎等有关。

缩窄性十二指肠乳头炎患者ERCP操作中的内镜下表现无特异性，其十二指肠主乳头表面黏膜基本正常，但在导丝辅助胆管插管过程中，造影导管或切开刀沿着导丝跟进胆管时多有明显的阻力感，造影过程中有时可见胆总管下端近乳头开口处呈细线样狭窄（图4-10），但此种表现缺乏特异性。经过EST或者乳头柱状球囊扩张等治疗后一般患者均恢复良好。

第8节　原发性硬化性胆管炎

原发性硬化性胆管炎（primary sclerosing cholangitis, PSC）是一种病因尚不完全清楚的，以特发性肝内外胆管炎性反应和纤维化导致的多灶性胆管狭窄为特征，慢性胆汁淤积为主要临床表现的自身免疫性肝病。

以往认为，ERCP胆管造影检查是诊断PSC的金标准，PSC典型的胆管造影表现为：肝内外胆管多灶性、短节段性环状狭窄，胆管壁僵硬似铅管样，狭窄段以上的胆管可扩张呈串珠状改变，部分胆管可呈囊状或憩室样扩张。若肝内胆管广泛受累，可呈现"枯树枝"样改变。

近十余年来，MRCP已经逐渐取代了ERCP的检查功能，高质量的MRCP检查所显示的胆管改变与ERCP相类似（图4-11）。

第9节　胆道蛔虫症

胆道蛔虫症是指原来寄生在空回肠的蛔虫经十二指肠钻入胆道，引起十二指肠乳头括约肌痉挛而发生腹部阵发性绞痛。胆道蛔虫症是临床较为常见的急腹症，多见于儿童和青少年，尤以7岁以上儿童最为多见。一

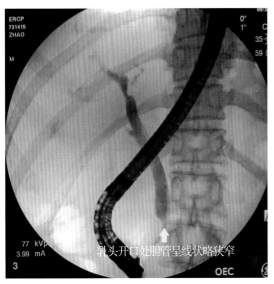

图4-10　胆总管造影所见

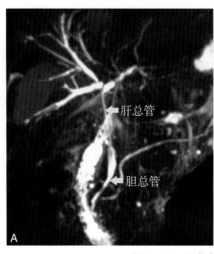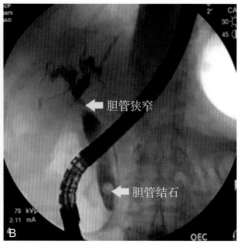

图 4-11　硬化性胆管炎的影像学所见
A.MRCP（肝内胆管呈"枯树枝"样改变）　B.ERCP（肝总管狭窄合并胆总管结石）

年四季均可发生，农村发病率高于城市，随着卫生情况的改善发病率明显降低。

胆道蛔虫症也是原发性胆管结石的发病因素之一，超声在诊断胆道蛔虫症方面具有一定的优势，也可与胆管结石进行鉴别。胆道蛔虫症 B 超的影像学特征有：①胆管有轻度或中度的扩张，管壁增厚；②胆管两边可见两条回声光带，蛔虫的体腔则在胆道的中央出现条状的无回声区；③可见卷曲、回缩，甚至正在蠕动的蛔虫。ERCP 检查有时可见一部分蛔虫留在胆总管外，蛔虫位于胆管内时，胆管造影有条索状透亮影，粗细均匀，死虫长期留在胆管中，也可钙化形成结石（图4-12）。

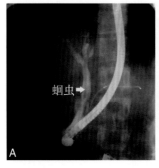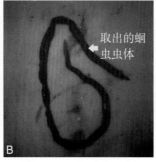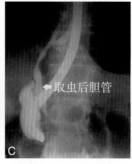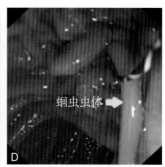

图 4-12　胆道蛔虫
A.胆管内可见条形充盈缺损影　B.取出的虫体　C.蛔虫取出后再造影　D.一例蛔虫的镜下所见（图 D 由陕西省人民医院宗伟医生提供）

第 10 节　胆管损伤

胆管损伤的原因包括腹部外伤、手术误伤及病理性损伤（十二指肠溃疡最常见），其中医源性胆管损伤占绝大多数。医源性胆管损伤的主要表现包括：胆瘘、梗阻性黄疸、胆总管 - 十二指肠内瘘以及胆管炎等。

图 4-13 是一例 48 岁男性患者 ERCP 检查所见，该患者接受腹腔镜胆囊切除术后第 2 天即开始出现黄疸，ERCP 操作过程中导丝进至大概肝总管处时无法继续上行，透视下于该处及其近端胆管区域可见多个金属异物存留。造影时造影剂亦无法通过该区域进入肝内胆管，近端胆管无法显影，考虑胆囊手术过程中误夹闭胆管可能，后经外科手术证实。

部分医源性胆管损伤可发生在手术后 3

个月甚至更长的时间，如图 4-14 所示，一例胆囊切除，胆总管切开取石 "T" 形管引流术后 8 个月的男性患者，因间断腹痛、发热入院。MRCP 检查提示：胆总管上端及肝总管交界部呈环状狭窄（图 4-14A），近端胆管明显扩张。ERCP 造影可见肝总管局部呈细线样狭窄（图 4-14B），长度约 2mm，后以胆管柱状扩张球囊对狭窄部进行扩张时可见局部狭窄严重，"蜂腰征"始终无法消失（图 4-14C），结合其既往相关手术史，考虑胆管瘢痕性狭窄可能性大，后经外科手术证实。

另外还有较为少见的十二指肠溃疡慢性透壁穿孔损伤胆总管的病例，如一例 65 岁女性患者，因间断上腹痛伴恶心、呕吐 3 月入院，既往无腹部外伤及手术史，行上消化道钡餐透视检查提示：十二指肠变形，造影过程中胆道系统显影（图 4-15）。后行十二指肠镜检查，可见幽门管变形狭窄，内镜无法通过，后经该狭窄腔隙进行插管并造影可见十二指肠远端管腔首先显影，之后胆道系统全段渐次显影，故考虑诊断十二指肠 - 胆管瘘（图 4-16），后经外科手术证实为胆囊与十二指肠球部溃疡间形成内瘘。

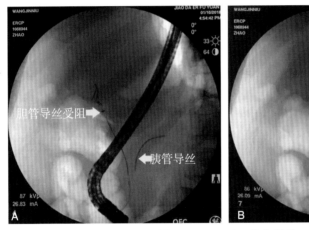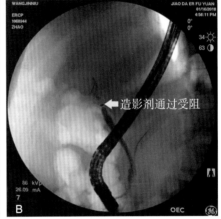

图 4-13　ERCP 检查所见
A. 胆管插管中导丝于肝总管处受阻　B 造影可见造影剂在同样部位上行受阻

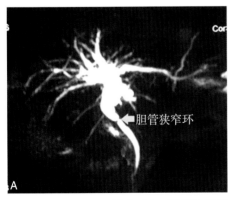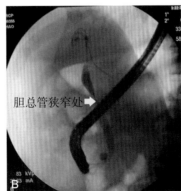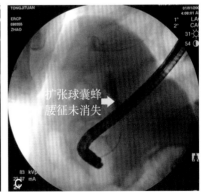

图 4-14　MRCP 以及 ERCP 分别显示胆管狭窄处，球囊加压扩张无法扩开
A.MRCP 所见　B.ERCP 所见　C. 球囊扩张后所见

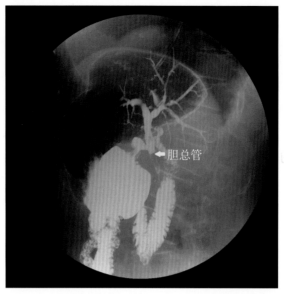

图 4-15　上消化道钡餐透视检查中可见胆道系统显影

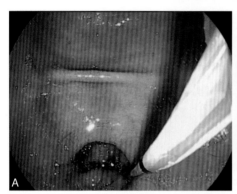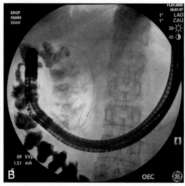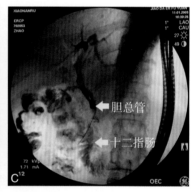

图 4-16　经变形幽门管插入导管造影所见十二指肠远端及胆道系统
A. 经狭窄变形的幽门插入导管　B. 造影可见肠道先显影　C. 胆道后显影

第 11 节　先天性胆管异常

先天性胆管异常包括先天性胆管闭锁和先天性胆管扩张症，其中先天性胆管闭锁是新生儿期引起梗阻性黄疸最常见的原因，病变可累及整个胆道系统，也可是肝内或肝外的部分胆管闭锁，手术是唯一有效的治疗方法。先天性胆管扩张症的基本病因是胰胆管合流异常（pancreaticobiliary maljunction，PBM），按照日本的相关标准，胰胆管合流异常又进一步分为三个类型，Ⅰ型为胆管型，又称为 B-P 型，即胆总管先汇合入主胰管，之后主胰管单独开口于十二指肠降部（图

4-17A 和 4-17B）；Ⅱ型是胰管型，又称为 P-B 型，即胰管先汇合入胆总管，之后胆总管单独开口于十二指肠降部；Ⅲ型称为复杂型，即胆总管先汇合入主胰管或者副胰管，之后主胰管及胆总管分别开口于十二指肠降部。

第 12 节　胆管癌

根据肿瘤发生的部分可以将胆管癌分为上段胆管癌（又称肝门部胆管癌）、中段胆管癌（图 4-18）和下段胆管癌，其中以肝门部胆管癌最为多见，占 40%~67%。肝门部胆管癌根据 Bismuth-Corlette 分型又可进一

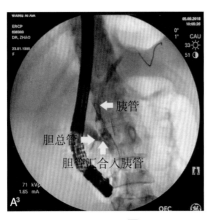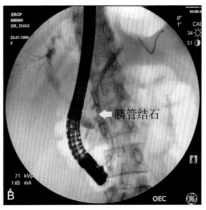

图 4-17　B-P 型胰胆合流异常

A. 胰管造影中可见胆管末端显影并汇合入胰管　B. 胰管造影中见近端胆管逐渐显影

步分为四型，分别是：Ⅰ型累及肝总管（图 4-19A）；Ⅱ型累及肝总管及左右肝管汇合部（图 4-19B）；Ⅲ型累及肝总管、汇合部和右肝管（Ⅲa 型）或左肝管（Ⅲb 型）；Ⅳ型累及肝总管、汇合部和左右肝管。

上述肝管狭窄段可通过探条扩张和支架植入治疗（图 4-20，图 4-21）。

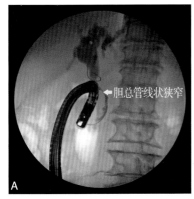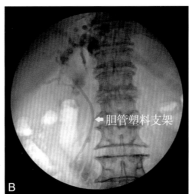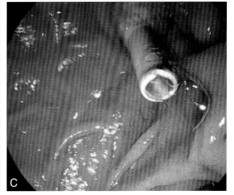

图 4-18　胆管造影可见胆总管中段呈线状狭窄

A. 胆管中段狭窄　B. 植入塑料支架　C. 肠腔内所见支架末端

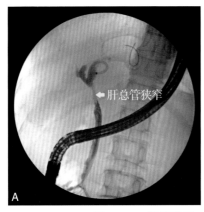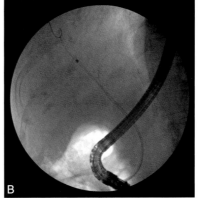

图 4-19　胆管造影 Bismuth-Corlette 分型

A. Ⅰ型肝总管狭窄　B. Ⅱ型肝总管及汇合部不规则狭窄

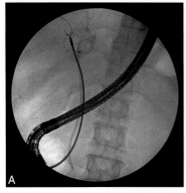
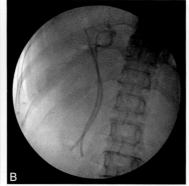
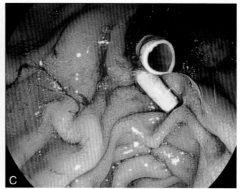

图 4-20　探条扩张和支架植入

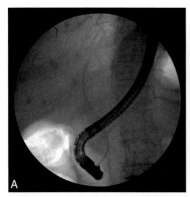
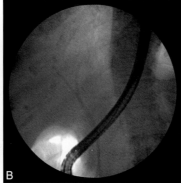
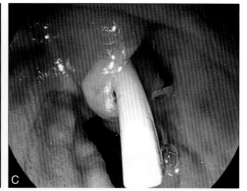

图 4-21　在 X 线透视下先后于左、右侧肝管植入塑料胆管支架

第 13 节　肝　癌

肝癌本身并不是 ERCP 诊疗的适应证，但若肝癌患者合并梗阻性黄疸或者化脓性胆管炎，则可能需要进行 ERCP 诊疗干预。慢性肝病，尤其是肝硬化和原发性肝癌患者，一方面可能存在凝血机制障碍，有比较高的出血风险，另一方面由于其可能存在食管及胃底的静脉曲张，极大地增加了内镜操作并发消化道出血的风险，因此在术前一定要做好充分的预案及医患沟通（权衡做与不做的利弊）。另外，对于必须进行 ERCP 操作的肝癌患者，应尽量控制操作时间，避免复杂的操作。以一例晚期肝癌合并梗阻性黄疸的高龄患者为例，植入胆管支架引流如图 4-22 所示。

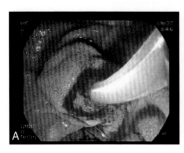
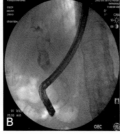
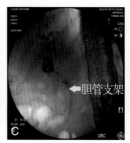
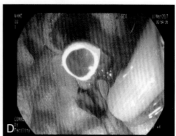

图 4-22　一例肝癌合并梗阻黄疸的治疗经过
A.经乳头插入导管　B.造影可见肝总管及胆总管多发充盈缺损　C.胆管支架植入　D.内镜所见支架的末端

第 14 节　并发症及其防治

1. 出血　有关 ERCP 术后出血尚无明确定义，但 ERCP 术后的出血多与内镜括约肌切开术（endoscopic sphincterotomy，EST）相关，其发生率在 2% 以下；但对于插管困难的乳头，若行针状刀乳头预切开术（needle knife precut papillotomy，NKPP）或针状刀乳头开窗术（needle knife fistulotomy，NKF），则会显著增加出血风险，其发生出血的概率上升一倍以上。EST 出血一般是指：① EST 操作过程中发生活动性出血且无自限倾向，需采取止血措施；② EST 术后数小时至数天（一般在 2 周之内）发生黑便和（或）呕血等上消化道出血征象甚至导致失血性休克，经内镜检查确定为十二指肠乳头部位出血；③患者接受 EST 操作后血红蛋白下降超过 20g/L 或需要输血治疗。符合上述①＋③或者②＋③条件者可确诊，其中以 ERCP 操作过程中的出血更为常见。

研究认为，ERCP 术后出血的高危因素包括患者体质因素，如肝肾功能不全，凝血机制障碍或有使用肝素、阿司匹林等抗凝或抗血小板聚集药物史；病变局部因素，如乳头部存在炎症，壶腹部憩室以及胆管结石较大、边缘锐利且取石时用力不当等；操作技术因素，如预切开范围过大，切开方向不当，电流使用不当或出现"拉链式"切开等。另外值得留意的是，十二指肠镜为侧视镜，若操作不熟练或进镜过快，非麻醉状况下患者恶心反应剧烈时可能会导致贲门黏膜撕裂而引起出血。

对于出血的防治，首先应做到内镜操作轻柔，寻腔进镜。对于有 EST 出血高危风险者，应在术前纠正肝肾功能不全，停用阿司匹林等药物；对于结石引起的梗阻性黄疸较为严重者，也可一期先行鼻胆管引流术避免括约肌切开，待肝功能明显好转后二次行 EST 及取石等操作。对于 EST 操作过程中出现的出血，可立即进行电凝止血，或可以 1∶10 000 肾上腺素盐水做局部喷洒止血，此类出血一般不影响后续操作（图 4-23），在完成 EST 及取石等后续治疗后再观察是否仍有渗血，必要时采取黏膜下注射、金属钛夹夹闭、气囊机械压迫或覆膜金属支架压迫等后续止血治疗措施。对于上述方法仍无法止血且高度怀疑为动脉性出血的患者，则应考虑血管介入栓塞止血或外科手术治疗等积极补救措施。

2. 穿孔　包括 ERCP 在内的十二指肠镜操作过程中十二指肠穿孔的发生率为 0.08%~1.6%，其处理方式包括内科保守治疗、内镜治疗及外科手术治疗。根据穿孔发生的机制 Stapfer 将其分为四型，其中Ⅰ型是指由于内镜对十二指肠壁过度施压造成的穿孔，常位于十二指肠侧壁。Ⅱ型为壶腹周围穿孔，主要由于十二指肠乳头括约肌切开或胆胰管括

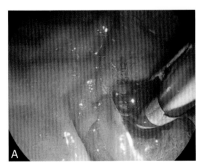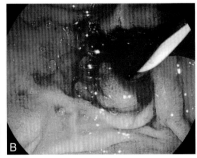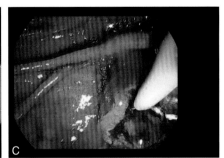

图 4-23　EST 过程中的出血

A、B. EST 过程中发生出血　C. 局部喷洒止血后活动性出血停止

约肌切开所致。Ⅲ型穿孔是由附件（导丝最为常见）或者取石及支架植入等操作所导致的胆管或胰管的穿孔，多于操作过程中发现并放置支架治疗。Ⅳ型穿孔常在偶然情况下发现，患者一般无明显临床不适症状，多认为是由过度充气或括约肌相关操作所引起的极小的腹膜后穿孔，无须特殊处理。十二指肠穿孔的解剖因素包括乳头狭窄、扁平乳头、乳头旁憩室以及胃大部切除毕Ⅱ式吻合术后等。

对于Ⅲ型和Ⅳ型穿孔，大多数患者经过非手术治疗均可以痊愈。而Ⅰ型穿孔通常认为需要早期的外科手术干预，但近年来随着内镜缝合技术以及相关缝合设备的不断进步，对于Ⅰ型穿孔的内镜下治疗成功率越来越高。相关临床研究结果显示，对于Ⅱ型穿孔患者，采用非外科手术的保守治疗措施，90%以上的患者均可以得到恢复。而非外科手术的保守治疗原则是保持胆道及胃肠的通畅引流。

十二指肠穿孔最重要的是在于预防，在ERCP操作过程中应该严格把握以下原则：①遵循沿十二指肠乳头壁内段11~12点方向切开乳头括约肌的原则；②在施行EST时宜采用退刀切开法，电切时电流不宜过高，脚踏电切开关以秒计算逐渐多次切开；③助手与术者密切配合，接触乳头时切开刀张力不宜过度绷紧，避免过快切开；④严防乳头切开超过冠状带，若是憩室旁乳头不宜大切开；⑤插镜时手法轻柔，遇有阻力时应观察仔细后再进行下一步操作。

3. 急性胰腺炎 1991年，由 Peter Cotton 等专家组织并制定了ERCP术后并发症的共识意见，意见中将ERCP术后胰腺炎（post ERCP pancreatitis, PEP）定义为ERCP术后出现持续性的胰腺炎相关的临床症状（如新出现的或加重的腹部疼痛）伴有术后24h血清淀粉酶超过正常上限的3倍，并且入院治疗一天以上。ERCP术后胰腺炎的发病率全球报道不一，为3%~7%。

PEP发生的危险因素包括患者因素和操作因素两大方面，其中患者因素又包含奥迪括约肌功能障碍（sphincter of oddi dysfunction, SOD）、女性患者、有胰腺炎或PEP病史、肝外胆管无明显扩张以及血清胆红素正常等。操作相关因素包括插管时间超过10min、导丝进入胰管次数超过一次、胰管造影、括约肌预切开、胆管取石失败、胆胰管腔内超声以及胆管压力测定等。

PEP重在预防，而严格把握ERCP适应证，避免单纯的诊断性ERCP操作是预防PEP的第一道安全线。相关临床研究发现，术前外用非甾体类栓剂有降低PEP发病率的作用，因此，对于无用药禁忌的患者应常规术前应用，一般选择吲哚美辛或双氯芬酸钠栓50~100mg（根据患者的年龄、体重等情况酌情调整）于术前半小时内纳入肛门中。操作过程中的策略选择同样非常重要，对于导丝反复进入胰管的患者，行胰管支架植入可有效降低PEP的发生率（图4-24）。对于已经发生的PEP，其治疗原则与其他病因的急性胰腺炎相同。

4. 胆管炎 ERCP术后胆管炎的发生率相对较低（小于2%），其发生的主要原因包括：器械消毒不严格或遭受污染，胆管结石未取净，胆汁引流不畅或胆道梗阻未有效解除。患者的主要表现有：腹痛，寒战高热以及黄疸，查体可见腹膜刺激征。

对于胆管炎，预防也是关键。首先仍然是ERCP适应证的正确选择，对于肝内外胆管同时存在结石的患者，应避免盲目行乳头括约肌切开术（EST），从而导致胆管反复的逆行性感染。另外，对于ERCP术后患者的护理工作也应该足够重视，避免少见的低级错误，如患者的鼻胆引流管因为体内部分打

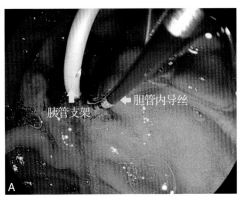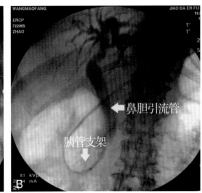

图 4-24　内镜及 X 线透视下所见的胰管支架

折而导致胆汁引流不畅从而发生急性胆管炎。

随着 MRCP 诊断技术以及超声内镜的广泛应用，中华消化内镜学会 ERCP 学组在制定的《ERCP 诊治指南》中也明确指出，尽量避免单纯诊断性的 ERCP 操作，因此，目前已很少再有单纯诊断性的 ERCP 操作。

（赵　刚）

第5章　内镜逆行胰胆管造影术在治疗上的应用

第1节　内镜下乳头括约肌切开术

内镜下乳头括约肌切开术（endoscopic sphincterotomy，EST）是最早开展的 ERCP 治疗技术，随着 EST 及相关技术的发展完善，它已经越来越广泛地应用于临床胆管结石及其他胆道疾病的治疗。内镜下十二指肠乳头切开，根据其操作的目的、方法及括约肌的破坏程度不同，分成乳头括约肌切开术（EST）、乳头开窗术（fistulostomy）和乳头预切开术（Pre-cut）三种，使用最多、发展最为成熟的是采用拉式弓形刀进行括约肌切开，最常用于胆道结石的清除。

一、适应证和禁忌证

（一）适应证

（1）清除胆管内异物　结石，胆道蛔虫，胆道内坏死性癌栓,肝移植术后的铸型胆栓等。

（2）解除胆总管末端的梗阻　缩窄性乳头炎，奥迪括约肌功能障碍（SOD）和早期壶腹癌。

（3）急性梗阻化脓性胆管炎的减压引流。

（4）胆源性胰腺炎的治疗。

（5）医源性或外伤性胆瘘的治疗。

（6）其他诊疗前的必要步骤：如植入大口径胆管支架、多支架引流、母子胆道镜检查、腔内超声检查（IDUS）或做胰管括约肌切开等。

（二）禁忌证

（1）ERCP 禁忌者。

（2）严重凝血功能障碍不能纠正者　强烈建议在 EST 前进行凝血功能检查，并且术前必须纠正凝血功能障碍。但应用抗血小板药物如氯吡格雷等，应该在择期 EST 术前根据个体风险大小至少停用 7d 以上。

（3）相对禁忌证　应结合患者的全身情况、局部条件、设备条件及技术经验综合做出评定。如果胆总管末端狭窄，长度超过 15mm，通常在行 EST 后仍不能打开全部狭窄段，往往取石失败；但如技术条件许可，采用 EST 联合狭窄段气囊扩张和机械碎石等方法，也有可能将结石清除。原发性肝内胆管结石患者通常结石深在，常合并肝管狭窄，一般取石较困难，视为禁忌；但如狭窄不显著，取结石数量有限，也可谨慎的尝试 EST 取石。若乳头位于巨大憩室内，胆管肠壁内段较短，难以做足够的切口，而且极易发生穿孔等严重并发症，因而对于操作不够熟练的术者，应作为禁忌。

（4）对造影剂过敏，不是 EST 的绝对禁忌证，如有需要应预防性静脉使用糖皮质激素，并严密观察反应。

（5）胆囊仍然在位的患者，在行 EST 后胆囊功能会受到一定影响，发生胆囊炎的机会增高，因而对于年轻患者应从严掌握适应证。

二、术前准备

（一）患者准备

同 ERCP，EST 术前需了解患者的凝血机能，并给予适当抗生素和凝血药物。长期使用阿司匹林等非甾体抗炎药以及抗血小板药物的患者，应停药一周以上方可行括约肌切开。术前应给予患者适量镇静剂，或在静脉麻醉下操作，保持操作中的安静和充分合作。

（二）器械准备

①切开刀：通常采用拉式弓形刀，一般选用可通过导丝的切开刀，彩色的标记线用来确认插入的深度，标明刀丝中心点和切开点。刀丝近端部分带有绝缘涂层，可大大减少对周边组织的损伤，并可避免刀丝与内镜接触时漏电的危险；在切开刀内留置好一根绝缘导丝（图 5-1A）。②硬化治疗用的注射针（图 5-1B）和 1：10 000 肾上腺素冰盐水。③内镜止血夹（图 5-1C），以备术中止血之用。④内镜手术专用的高频电发生器，中性电极板紧密贴附于患者的右小腿的后面（腓肠肌处）（图 5-2）。

三、操作方法

1. 行常规 ERCP 检查，确定行括约肌切开者，经切开刀插入并留置导丝，可在切开过程中保证切开的方向及便于进出乳头，调整切开刀深度再循导丝插入切开刀（图 5-3）。

2. 将刀丝的前 1/3 插入乳头开口内，调整内镜前端的深度及角度，适当增加切开刀的张力，将刀丝稳妥的接触乳头，然后在直视下逐步进行乳头切开。切开刀使用前可整形，保持刀丝平直光洁，清洁其表面的焦痂。

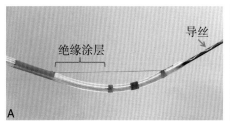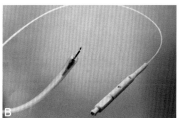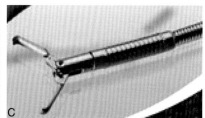

图 5-1 准备的器械
A.切开刀 B.注射针 C.金属夹

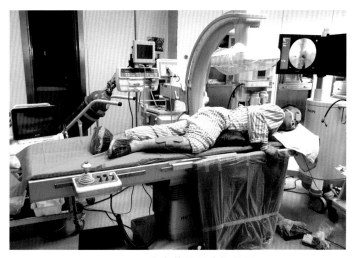

图 5-2 患者体位及电极位置

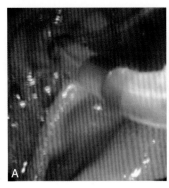
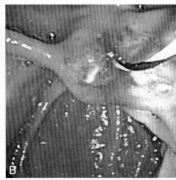
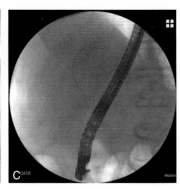

图 5-3　导丝留置于胆管内

A. 插入乳头内的切开刀　　B. 留置于乳头内的导丝便于切开刀进出乳头及调整深度　　C. X 线显示导丝在胆管内

切开刀避免进入过深或刀弓张力过大，否则难以切开或难以控制切开速度。

3. 切开过程中不断调整方向，保持切线尽量位于乳头的 11~12 点钟方向，切开速度应缓慢匀速，避免"拉链式"快速切开。切开时应先快后慢，先切后凝，开始时切开速度略快，采用切割电流；在切到顶端时，应谨慎小心，并采用电凝电流，可减少出血和术后胰腺炎的机会。切开过程中减少不必要的动作，避免过多吸引动作，争取一气呵成。

4. 切开的长度应根据结石的大小、胆管的粗细和乳头隆起部分的长度综合决定，以够用为原则，理论上乳头整个隆起部均可切开，但如果结石较小或用于支架植入，一般仅需要做一小切开，部分切开乳头隆起者称小切开（图 5-4A），乳头隆起全部切开者称大切开（图 5-4B）。

5. 操作结束后，绷紧刀弓进出试验，了解切口的大小，观察有无活动性出血，胆汁流出是否畅通（见视频）。

四、并发症及其防治

急性胰腺炎是 EST 最常见的并发症，在全部患者中的发生率为 5.4%，出血、穿孔、胆管炎和胆囊炎发生较少。

1. ERCP 术后胰腺炎（post-ERCP pancreatitis，PEP）　危险因素包括括约肌功能障碍、预切开、插管困难、年龄较小、反复胰管内注射等。对高危人群行 ERCP 时，应考虑给予预防措施，包括预防性使用非甾体抗炎药物直肠给药，植入临时胰管支架可使 ERCP 术后胰腺炎的发生率显著下降。治疗措施包括短期的胃肠外营养，CT 扫描发现有胰腺坏死时应用抗生素，镇痛及其他相关并发症的处理。有胆管遗留结石、进行性梗阻性黄疸或胆管炎的患者，应考虑再行 ERCP 治疗。

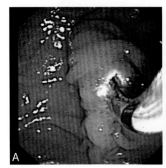
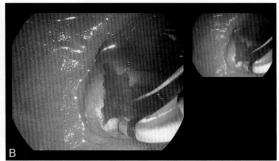

图 5-4　乳头隆起部切开法

A. 小切开　　B. 大切开

2. EST相关性出血　危险因素包括EST术后3d内进行抗凝治疗、EST术前凝血功能障碍、EST术前胆管炎、EST术中出血。EST术后渗血常可自行停止，通常不需要处理即可进行下一步的治疗（图5-5）。但持续性出血、由十二指肠后动脉异常分支所致的搏动性出血则需要内镜下止血。必须反复灌洗十二指肠才能确定出血部位。可用切开刀的切割丝对出血点的顶部进行单纯电凝。出血严重时内镜下注射肾上腺素盐水或纤维蛋白胶至切口近侧部，通常能够有效止血。治疗时注意与胰腺开口保持适当的距离，或植入胰管支架以保证胰液引流。通过侧视镜来放置止血夹在技术上有一定难度，但是还是可行的。放置止血夹时应尽可能减少内镜头端弯曲及抬钳器上抬的幅度，以使止血夹能够释放。如果出血的治疗措施有可能导致胆总管梗阻，则应考虑放置胆管支架或鼻胆管引流。少数情况下，当内镜下处理EST相关出血失败时，需要进行血管造影及栓塞术，甚至剖腹探查术，采用后者时并发症和死亡率都明显升高。

3. EST相关性穿孔　危险因素包括SOD、胆总管扩张以及胆道狭窄扩张术等。由切开刀、导丝、球囊或者其他附件导致的胆管或胰管穿孔，常可通过经内镜或经皮放置胆管、胰管引流管或支架进行处理。少见的EST相关十二指肠后壁穿孔多由拉链式切开所致，可通过控制切割丝插入乳头的长度或应用现代可控式电刀加以避免。如果能排除活动性外瘘，可暂时给予胃肠外营养和抗生素，进行非手术治疗，否则就应该采取综合方法进行处理。经鼻十二指肠引流管加鼻胆管或经皮经肝引流可以预防胃液、胰液和胆汁进入腹膜后间隙。出现脓毒血症或腹膜炎时常需进行剖腹手术。

4. EST相关胆管炎　当胆道引流不彻底时，为预防胆管炎发生，应该预防性应用抗生素。EST或其他取石辅助治疗后，胆道结石清除不彻底，应放置鼻胆管引流或支架（参见相关章节）。

附：乳头开窗术及乳头预切开术

乳头开窗术又称造瘘术或内镜下胆管十二指肠造口术。当乳头开口部梗阻，经正常途径插管困难或失败时，可在乳头顶端胆总管末端人为做一开口，以达到进入胆管、取出结石或建立引流的目的（图5-6）。适应证包括：胆管结石伴壶腹部嵌顿者，乳头

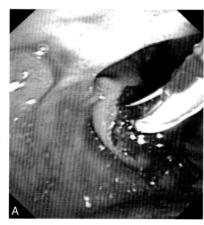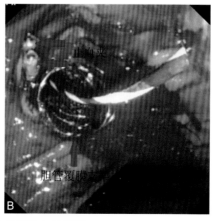

图5-5　EST术后出血的处理

A.少量出血自行停止　B.大量出血的处理：先放置2枚钛夹止血（图中蓝色箭头），之后置入金属覆膜胆管支架

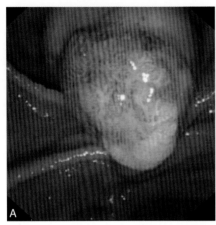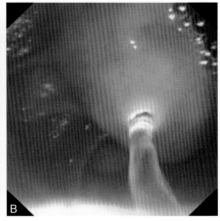

图 5-6　乳头开窗术内镜下所见

A. 十二指肠乳头肿瘤致开口梗阻，插管失败　　B. 胆总管末端开窗成功，可见胆汁流出

部肿瘤经开口插管失败者，其他原因经开口插管未成功者（见视频）。

内镜下乳头预切开术与普通的括约肌切开术及乳头开窗术不同，它是以造影剂或器械进入胆管为目的，通过仅切开乳头表面黏膜或少量括约肌来寻找胆管开口，而未对胆管括约肌造成完全永久的破坏。预切开有一定的盲目性，因而较普通乳头切开术危险性大，但只要适应证选择合理，方法得当，预切开仍是安全的，对提高 ERCP 诊疗的成功率具有积极意义。该技术必须由有丰富 ERCP 操作经验的熟练者实施。适应证包括：必须具备极强的 ERCP 指征，如怀疑胆道系统疾病，已行其他影像检查但仍不能确诊者，或已明确为胆道疾病，需要行内镜下治疗者。

第 2 节　内镜下乳头球囊扩张术

内镜下乳头球囊扩张术（endoscopic papillary balloon dilatation，EPBD）也称内镜下括约肌球囊成形术（endoscopic balloon sphincteroplasty，EBS）。以往采用的球囊为小口径球囊（≤10mm），不行括约肌切开，通过球囊扩张使括约肌松弛，乳头开口扩大进行胆管取石，同时保留乳头括约肌的功能，减少出血性并发症，EPBD 主要用于括约肌切开有顾虑或有困难的胆管小结石患者的治疗。近年来推荐采用大口径柱状球囊（≥12mm）实施乳头开口的充分扩张，称为内镜下乳头括约肌大球囊扩张术（endoscopic papillary large balloon dilation，EPLBD），尤其是括约肌切开后球囊扩张术（post-sphincterotomy balloon dilation，PSBD）用于胆管大结石等困难病例的处理（图 5-7）。

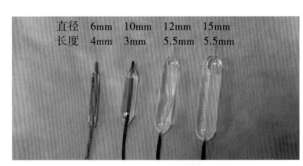

图 5-7　不同规格的扩张球囊

一、适应证和禁忌证

（一）适应证

1. 小球囊扩张一般适合年轻患者（<40 岁），结石较小（≤8mm）且数量少（少于 5 枚），尤其适合有出血倾向或胆囊仍然在位、功能基本正常的患者。

2. 乳头周围有巨大憩室或乳头位置角度不佳，切开方向较难控制的病例。

3.胆管乳头瘘，经瘘口切开受限的患者。

4.胆总管下段存在狭窄者。

5.胃切除（Billroth-Ⅱ）术后患者的取石。

6.大口径球囊扩张，主要适合处置困难胆管结石。处置困难结石的定义：采用常规取石技术仍未能取出结石，可认为是处置"困难"的胆总管结石。与处置"困难"相关的因素主要包括：直径>15mm，结石数量大于10枚，结石形态不规则；胆管结构复杂（如胆管结石远端狭窄、成角等）；肝内胆管结石；上消化道解剖结构异常，Mirizzi综合征等。对于处置"困难"结石，EST联合EPLBD可作为EST单独处置的一项替代手段。

（二）禁忌证

同括约肌切开术。

二、术前准备

1.**患者准备**　同括约肌切开取石术。

2.**器械准备**　扩张球囊一般采用长度3~5cm，小口径球囊直径6~10mm，大口径球囊直径12~20mm，应准备稀释造影剂进

行球囊的扩张，连接带有压力表的加压注射器，以便控制扩张的压力，使用前应仔细阅读说明书，了解球囊的性能及耐受的压力范围。分级扩张球囊的直径随所加压力的增加而增大，压力数值由压力表读取，常用单位为atm。atm表示标准大气压，1atm=760mmHg≈101.3kPa（图5-8）。还应准备乳头切开刀及绝缘导丝。

三、操作方法

1.选择性胆管插管造影，了解胆管结石的大小和数量。

2.从导管中插入导丝至胆管中，退出导管，留置导丝。

3.根据结石大小及胆管粗细，选择合适口径的柱状球囊。希望保留括约肌功能的患着，应采用小口径球囊，结石较大且胆管扩张的病例应采用大口径球囊，但球囊的口径不宜超胆管下段的直径。沿导丝插入扩张球囊进入乳头，将球囊中点置于乳头壶腹段的中点。

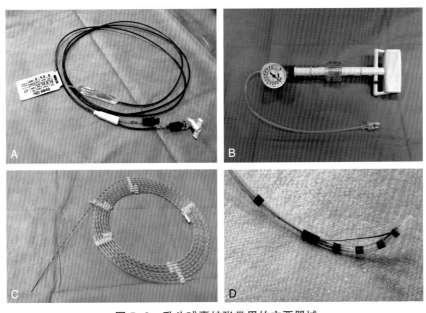

图5-8　乳头球囊扩张常用的主要器械

A.分级扩张球囊（扩张压力为3atm、4.5atm、8atm时，球囊直径分别为12mm、13.5mm、15mm）　B.压力表　C.导丝　D.切开刀

4. 在透视监控下，向囊腔内注射稀释的造影剂，观察压力表逐步缓慢增加注射压力，直至透视下狭窄环（球囊的蜂腰）消失，应保持球囊的位置不变，且持续 20~45s，之后放松并取出球囊。扩张时应一级一级缓慢增加扩张的压力，避免短时间内迅速扩张致使组织撕裂。采用大口径球囊扩张前，可先行小至中等大小的括约肌切开，有助于胆管开口的有效扩张，并减少术后胰腺炎的发生（图 5-9，图 5-10）。

5. 抽净囊腔内的液体，保持囊内负压，慢慢退出柱状球囊（见视频）。

6. 按常规方法进行取石，略大的结石应先机械碎石。

四、并发症及其防治

1. 在早期并发症引起的病死率方面，EST 与 EPBD 无明显差异；EST 出血更常见，而 EPBD 更容易出现术后胰腺炎，术后最好常规给予抑制胰腺分泌的药物，以防治术后胰腺炎的发生。一项系统性回顾分析比较了 EST 与 EPLBD 对于较大的胆总管结石取石的并发症发生率，EPLBD 术后出血较 EST 显著

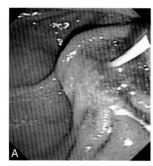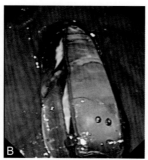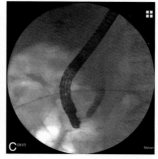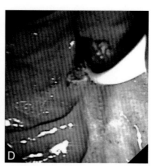

图 5-9　小柱状球囊（直径 8mm）扩张十二指肠乳头过程

A. 导丝留置于乳头内　B. 球囊扩张乳头　C. X 线下球囊　D. 拔去球囊后的乳头

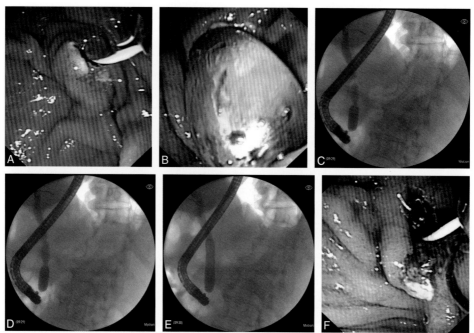

图 5-10　大柱状球囊（直径 12mm）扩张十二指肠乳头过程

A. 切开刀切开乳头　B. 扩张球囊置入乳头中央　C~E. X 线显示球囊扩张过程，球囊蜂腰逐渐消失　F. 拔除球囊后的乳头

降低,术后胰腺炎和穿孔发生率无显著差异。EPLBD临床应用的时间较短,严重并发症的报道较为有限。

2.在长期预后方面,EST与EPBD术后胆总管结石(急性胆管炎)的复发率无显著差异。但系统性回顾发现,EPBD较EST出现胆囊炎的概率低(1.3% vs 5.0%)。EPBD术后胆管感染较EST更为少见。

第3节 内镜下胆管引流术

经内镜十二指肠乳头胆汁引流是目前无创性胆汁引流的首选方法,主要包括经内镜鼻胆管引流术(endoscopic nasobiliary drainage,ENBD)外引流和胆管支架植入内引流两种,胆管支架内引流又分为塑料支架引流和金属支架引流,也可联合应用。

一、内镜下鼻胆管引流术

ENBD采用一根细长的塑料管通过内镜从乳头插入,一端置于胆管中,另一端经鼻孔引出体外。作为一种外引流手段,ENBD可通过胆汁引流量及性质客观评价引流效果,并可在引流液黏稠的患者中进行引流管及胆道冲洗,明显降低引流管堵塞及引流不畅的风险,但由于ENBD引流管需通过鼻腔,会

增加患者的不适感,偶会出现患者不能耐受而自行拔除引流管的情况。

(一)适应证和禁忌证

1.适应证 ENBD的适应证范围很广,临床主要用于急性化脓性胆管炎的胆道减压和各类良、恶性胆管梗阻的临时性引流,包括:

(1)胆道减压引流:急性化脓梗阻性胆管炎、肿瘤性胆管梗阻、胆管结石、胆源性胰腺炎、胆管穿孔或胆瘘等。

(2)胆道注药:胆道感染的抗生素冲洗、胆石症的溶石治疗、硬化性胆管炎的激素灌注、胆道出血的止血剂灌注等。

(3)其他:胆道功能检测、胆道肿瘤腔内放疗、巨大结石的体外震波碎石等。

2.禁忌证

(1)ERCP禁忌者。

(2)有重度食管静脉曲张并有出血倾向者。

(二)术前准备

1.患者准备 同普通ERCP,并应给予足量广谱抗生素。

2.器械准备 治疗型十二指肠镜(工作钳道在2.8mm以上),导丝(0.035英寸,长约4m),各种规格的鼻胆管。常用鼻胆管分为弯头(猪尾型)和直头(α型)两种,弯头鼻胆管适用于胆总管或肝总管外引流,直头鼻胆管适用于肝内胆管外引流或金属支架后的外引流(图5-11)。

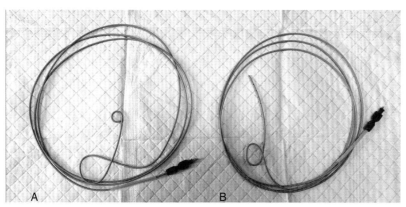

图5-11 常用鼻胆管
A.弯头 B.直头

（三）操作方法

1. 先行 ERCP 诊断，了解病变性质及其部位，确定 ENBD 的必要性及其引流部位。

2. 经切开刀或造影导管插入导丝，将导丝超选择的插到所需引流胆管。

3. 退出切开刀或造影导管，留置导丝，再经导丝逐渐送入鼻胆管至引流部位。操作者与助手应协调配合，保持相同速度，以免导丝移位。

4. 在透视下边插管边退出内镜，将鼻胆管从口中引出。取出内镜时，应在十二指肠形成自然的弯曲，同时边插管边拉内镜，保持插入及取出速度的一致性，以免将鼻胆管拖离胆道（图 5-12）。

5. 将鼻胆引流管从口腔中借助导管引导至鼻腔，在体外粘贴固定（图 5-13）（见视频）。

（四）并发症及其防治

ENBD 本身并不增加 ERCP 的并发症。

可能出现的并发症包括：

1. 胆管炎和脓毒血症　造影发现胆道梗阻后应尽可能将导管插至梗阻部位以上。在未能通过梗阻段之前，切忌向胆道内注射过多造影剂，以免增加胆道内压力，诱发胆管炎和脓毒血症的发生。进入梗阻以上胆管后，仍应先尽量抽出淤积的胆汁，然后注射造影剂。导丝超选到位是提高引流效果的保证，可运用导丝前端柔韧光滑的特性，以及导管的深度和弯曲度，协调配合，插入最理想的引流部位。通常胆管增粗最显著、引流胆系最丰富的胆管是最佳引流部位。置管期间注意维持水电解质和酸碱的平衡。若为取石术后置引流管，临床症状改善，各种指标恢复正常或造影未见明显结石影，可拔除引流管。

2. 鼻胆管脱出　意识不清患者放置鼻胆管后可能会将其拔出。术后少数患者会有恶心、咽痛等不适，耐心向患者解释，消除其

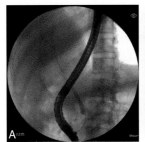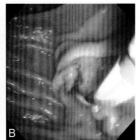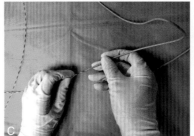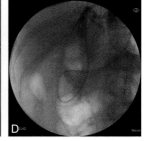

图 5-12　放置鼻胆管引流过程

A. 插入导丝至胆管的 X 线图　B. 留置导丝于胆管的内镜图　C. 鼻胆管前端插入导丝尾部图（体外）　D. 鼻胆管插入胆管内（体内）

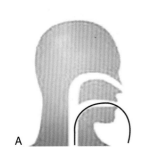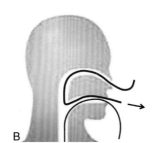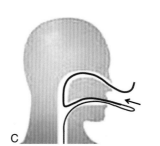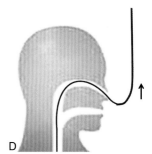

图 5-13　鼻胆管由口腔引至鼻腔过程示意图

A. 退镜后鼻胆管（蓝色）随内镜由口腔引出　B. 引导管（红色）从鼻腔插入从口腔中拉出　C. 在体外将鼻胆管插入引导管，将二者连接　D. 从鼻腔拉出引导管，将鼻胆管从鼻腔引出

恐惧心理。患者转运或其他操作过程中，可能意外造成鼻胆管移位，故鼻胆管在体外应多重粘贴固定，以防脱出。鼻胆管引流量突然减少或量大稀薄时，应考虑可能系鼻胆管脱出，可透视或造影检查，病情需要时应重新置管。

3. **鼻胆管阻塞或扭曲打折**　可经 X 线透视证实，鼻胆管阻塞可予少量稀释的抗生素液冲洗疏通，鼻胆管扭曲打折可于 X 线透视下调整或重新置管。

4. **胆道出血**　可用少量稀释的肾上腺素盐水灌注，但避免大力负压抽吸，致使血凝块阻塞管腔。出血量大时，应进行内镜下或介入止血治疗。

二、内镜下胆管塑料支架植入术

胆管塑料支架植入术又称内镜逆行胆管引流术（endoscopic retrograde biliary drainage，ERBD），安全简便，恢复了胆汁的生理流向，无胆汁丢失之虞，术后也不需要特殊护理，提高了患者的生活质量，对良、恶性胆道梗阻患者不失为一种较好的治疗手段。

（一）适应证和禁忌证

1. 适应证

（1）恶性肿瘤（原发性或继发性）所致的胆道梗阻：既可用作术前准备，也可作为晚期肿瘤患者的姑息性治疗。

（2）胆管结石有以下情况者：①老年或其他手术风险极大、不宜手术者；②不宜行内镜下乳头括约肌切开术者；③内镜取石不成功或取石不彻底者；④合并严重胆管炎者；⑤预防结石嵌顿或胆管炎发作，可作为术前准备。支架置入辅以熊去氧胆酸等药物治疗，能够有效减小机械碎石困难结石的大小，3~6个月后结石的完全取出率可明显提高。但有研究表明，在老年患者或因严重并发症使胆

总管结石取石困难的患者，长期植入胆管支架后可能出现严重胆管炎，而导致病死率升高。因此，支架治疗作为胆总管结石的唯一治疗手段应限于选定的一组预期寿命有限和（或）过高手术风险的患者。

（3）良性胆道狭窄：可在胆道扩张术后作为狭窄段支撑使用。

（4）胆瘘：通过引流胆汁，降低胆管内压，促进瘘口愈合。

（5）胆管金属支架阻塞后：于金属支架腔内留置塑料支架。

（6）先天性胆总管囊肿合并结石：ERCP 可协助诊断先天性胆总管囊肿，先天性胆总管囊肿患者易发生胆管炎，合并结石者一般不建议单纯行 EST 取石，部分患者经抗感染等保守治疗后可缓解，部分保守治疗效果不佳的患者可考虑行 ERCP 及支架植入术，并择期行囊肿切除术。

2. 禁忌证

（1）ERCP 禁忌者。

（2）肝门部胆管肿瘤，肝内多级分支胆管受侵、引流范围极为有限者，行 ERBD 后引流效果差，极易引起感染、发热，应慎用。

（二）术前准备

1. 患者准备　同鼻胆管引流。

2. 器械准备　十二指肠镜（活检孔道在3.2mm 以上，最好采用 4.2mm 的内镜），导丝，胆道扩张导管（6~11.5Fr，根据所用内镜孔道决定）及塑料支架。支架是短的塑料管，材料可为聚乙烯、聚氨脂或聚四氟乙烯（Teflon），外径 7~12Fr（Fr 为口径单位，3Fr=1mm）。不同口径的支架需要与之配套的支架输送器，8.5Fr 以上的输送器除推送管外，还有一个 5~7Fr 的内衬定位管（图5-14）。

（三）操作方法

1. 行常规 ERCP，了解胆道病变性质、部位、范围等，确定目标胆管的部位。

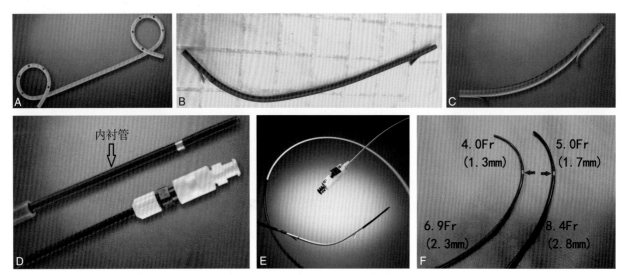

图 5-14　常用塑料胆道支架、支架输送器及扩张导管

A. 双猪尾支架　B. 下曲型支架　C. 直型支架　D. 支架输送器　E. 一体式支架　F. 常用的 7Fr 及 8.5Fr 扩张导管（前端细，逐渐增粗，箭头指示金属标记处导管达到最大外径，分别为 6.9Fr 和 8.4Fr）

2. 经造影导管插入导丝，超过梗阻段，进入所需引流的胆管中。

3. 胆道狭窄较严重者需要先行胆道扩张，选择合适的扩张导管循导丝送入胆道，在透视下确定扩张管的最大径处（金属标记）已通过狭窄部位，留置 1~3min 后退出。如果乳头附近有狭窄，预计支架插入有困难，或拟放置较大口径的支架时，也可事先行乳头括约肌切开。

4. 顺导丝插入支架及其配套的输送器，在透视下逐步将支架送入胆道。植入时，支架逐渐变细的一端应置于狭窄段近端，而将末端倒刺以下支架留在十二指肠腔内乳头外，最后依次拔除内衬管和推送管。在支架植入过程中，内镜与乳头之间的距离不宜过远，避免支架在十二指肠腔内伸入过长，而应借助内镜抬钳器的上举运动、向上弯曲角扭及左旋拉镜等动作将支架逐渐送入。

5. 支架放置好后，应仔细观察其引流效果，尽量吸出胆汁和造影剂，确信引流满意后方可退出内镜（图 5-15）（见视频）。

（四）并发症及其防治

1. 胆道感染　ERBD 术后 3d 内应常规给

子抗生素，有胆管炎及肝门部胆管梗阻的病例应适当延长抗生素的应用。

2. 支架堵塞和失效　经一段时间的引流，支架容易被胆泥等阻塞，造成引流失效（图 5-16）。一般 7Fr 支架的平均通畅期为 1 个月左右，8.5Fr 支架为 2~3 个月，10Fr 为 3~4 个月，12Fr 为 4~5 个月。为提高引流效果和支架的引流时效，根据所用内镜的钳道尽可能选用最大口径的支架，最常规使用的塑料支架是外径 8.5~10Fr 的支架，长度（一般指前后倒刺间的距离）由梗阻段上缘距乳头外的长度决定，通常仍需留有 1~2cm 的余地。ERBD 术后仍应长期给予胆盐类及其他利胆药物，并间断给予口服抗生素，有利于防治胆道感染，延长支架的通畅期限。一旦患者黄疸复发或有胆管炎发作，应及时更换失效的支架，可采用圈套器、取石篮或专用的支架回收器（Soehendra）将阻塞的支架取出，然后植入新支架。

3. 十二指肠穿孔　如果胆管支架向远端移动，则可能出现十二指肠穿孔，该并发症较少见，且这种穿孔比较隐蔽，多在去除支架后才能暴露穿孔。

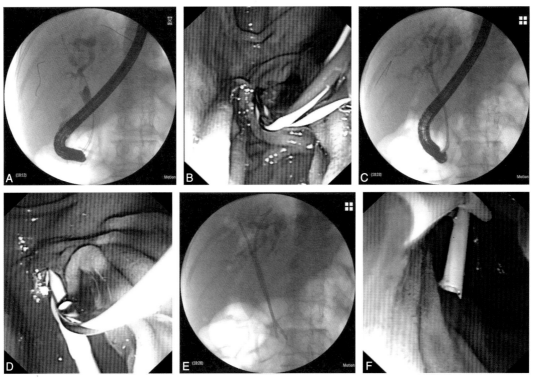

图 5-15 胆道双支架植入过程

A.X 线显示 2 根导丝均已过狭窄处，分别位于左、右肝管内 B. 胆管内留置 2 根导丝（镜下图） C. 沿左肝管内导丝先植入 1 枚塑料支架 D. 左肝管内支架植入完成，保留右肝管内导丝 E. 沿右肝管内导丝植入另 1 枚塑料支架 F. 双支架植入完成，支架末端倒刺在乳头外

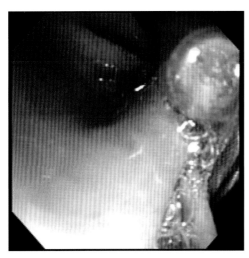

图 5-16 塑料胆道支架堵塞

在胆道有扩张而无狭窄的情况下，植入猪尾支架比直型支架要好，因为前者向远端移动甚至完全脱出胆道的可能性较小。猪尾支架与直型支架的植入有所不同。因为当猪尾支架的尾部被推进至乳头时，大部分的支架已进入胆道，支架释放后其在十二指肠内就难以形成猪尾结构。故操作者应持续向前推进猪尾支架，直到看见接近末端猪尾的标记（如果支架上没有可视性标记，可事先做好不易消除的标记以进行识别），然后在支架推进的同时回撤内镜，这样猪尾结构便可在十二指肠内形成。

三、内镜下胆管金属支架植入术

内镜下金属胆管支架植入术（endoscopic metal biliary endoprothesis，EMBE）是近年来兴起的内镜下胆管内引流技术，它采用的可膨式金属支架最早用于冠状血管成形术。由于金属支架完全膨胀后口径是普通塑料支架的数倍，而且支架定位准确，不易移动，引流效果明显优于传统的塑料支架，平均通畅期在 5~9 个月，已广泛用于恶性胆管梗阻的姑息性治疗。完全置于胆管内的支架还保留了乳头括约肌的功能，减少了反流感染的机会。

（一）适应证和禁忌证

1.适应证　EMBE 常常适用于无法根治性切除的恶性胆管梗阻的患者，最好是引流胆系丰富（超过全肝胆系的 40%），估计引流效果理想，且无其他重要器官功能障碍或肿瘤广泛转移、预计可存活 3~6 个月以上的患者。全覆膜型金属胆道支架也可用于良性病变引起的胆道狭窄。

2.禁忌证

（1）ERCP 禁忌者。

（2）普通非覆膜金属支架一般禁用于良性胆道疾病。

（3）肝内 2 级以上胆管受侵、引流区域十分有限的病例慎用 EMBE。

（二）术前准备

（1）患者准备：同鼻胆管引流。

（2）器械准备：与 ERBD 相同，此外准备各种规格的金属胆道支架（图 5-17），术前仔细阅读产品说明书，了解支架的性能特点、操作前准备及释放方法，通常需要在支架植入器的内腔及支架腔内注射少量无菌生理盐水，以充分润滑导管便于支架释放。

（三）操作方法

（1）首先行胆道插管造影，了解病变性质、部位、范围。

（2）送入导丝通过狭窄段，选择所需引流的胆管。

（3）经导丝插入扩张器进行狭窄段扩张，确定金属支架拟放置的部位及其长度。有经验的内镜医师常根据十二指肠镜的直径来估算支架长度，亦可通过交换导管或导丝来确定狭窄段的长度。导管尖端须到达支架欲植入位置的近端，然后用手指在工作管道口固定导管外鞘，拉出导管直至导管尖端到达支架欲植入位置的远端，从工作管道口拉出的导管长度就是狭窄长度。亦可用设有长度标记的导管和导丝来计算长度。部分支架在膨胀过程中会缩短，因而所确定长度应以扩张后的长度为准，同时考虑到肿瘤的继续生长，梗阻段两端的支架长度应在 2cm 以上为宜。应避免支架末端顶在胆管壁上。

（4）将装有支架的置入器顺导丝送入胆道，达到梗阻部位，最后在持续透视和内镜监控下将支架缓缓释放。支架定位必须准确，由于释放过程中支架只能后退不能前进，因而释放前可略深一点，释放过程中可不断后拉调整（图 5-18）（见视频）。

（四）并发症及其防治

可能出现的并发症包括 ERCP 相关并发症（穿孔、胰腺炎等）和即刻/晚期支架并发症：

（1）支架移位或错位：最常见的即刻并发症，常由于操作者的失误造成。放置管

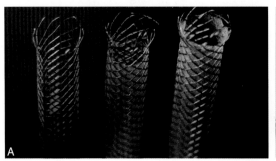 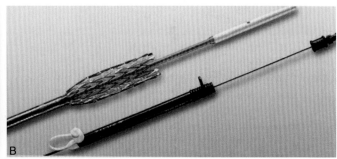

图 5-17　常用金属胆道支架及支架植入器

A.金属胆道支架（无覆膜、部分覆膜和全覆膜三种）　B.支架植入器

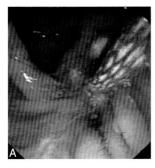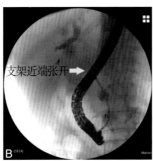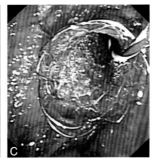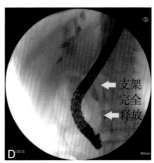

图 5-18　金属胆道支架植入

A.装有支架的植入器顺导丝送入胆道　B. X 线下缓慢释放支架　C. 支架完全释放，末端位于十二指肠乳头外　D. X 线下金属支架释放成功

道润滑不充分会妨碍外鞘退回。抬钳器过度抬起同样可阻止外鞘退回，并可导致放置器分离。EMBE 治疗严重胆道狭窄时，支架常常不能完全张开。张开不完全可导致放置导管尤其是其头端退出困难，从而易造成支架移位或错位。为了克服这个问题，在退出放置导管时应逐渐用力将外鞘沿导管推回。这样在退出放置器时可给张开的支架提供阻力以避免其移位。在释放过程中应松开抬钳器，使外鞘平稳退出。释放后的金属支架不能向近端调整，可用鼠齿钳将其向远端调整。

（2）支架阻塞：最常见的晚期并发症。对于发展较快的肿瘤，EMBE 后肿瘤组织容易经支架网眼向内生长，引起支架阻塞。对胆总管梗阻的病例，目前可选用覆膜的金属支架，覆膜支架不宜用于肝门部胆管梗阻。金属支架一般难以取出，一旦支架阻塞需重新行 ERCP 检查，可在原支架中央重新置入一根金属或塑料支架，往往仍能起到退黄效果。

第 4 节　内镜下胆管结石取石术

内镜下胆管结石取石术是在括约肌切开的基础上，采用专用的器械（如取石网篮、球囊导管等）将结石从乳头内取出。如结石较大无法通过乳头开口，可先用特殊的器械将结石粉碎然后取出。网篮取石

在欧洲与日本更多被作为首选。相对于球囊，网篮更加牢固，牵拉力更强，但由于结构原因，网篮不易对较小的结石进行"抓取"，并且当乳头切开不充分或是结石比预估的更大时，网篮取石偶尔可能造成结石的嵌顿，考虑到这些不利因素，球囊取石在美国更多作为首选。

一、适应证和禁忌证

（一）适应证

1. **单纯胆总管结石**　无论有无症状，胆总管结石都应治疗，ERCP 是单纯胆总管结石主要治疗方式。

2. **肝外胆管残留或复发性结石**　患者胆囊已切除并不带有 T 管、或带有 T 管但 T 管窦道尚未形成、或经 T 管取石失败者。

3. **胆总管结石合并胆囊结石**　特别是老年患者、手术高危人群、拟行腹腔镜胆囊手术或非手术治疗胆囊结石者。日本胃肠病学会（Japanese Society of Gastroenterology, JSGE）2016 年指南推荐对胆总管结石合并胆囊结石的患者行 ERCP 联合腹腔镜胆囊切除分别取石。

4. **处置"困难"结石**　结石直径大于 15mm 是处置"困难"结石的重要因素，当结石直径大于 15mm 时，取石成功率明显下降，

推荐应用各种碎石技术协助完成取石。经口胆道镜作为治疗难治性胆总管结石的一种辅助技术，可用于括约肌切开术后不易取出的、机械碎石困难的胆总管结石。

5. 胆总管结石合并急性化脓性胆管炎 须行内镜下胆管引流或取石治疗。对于急性炎症严重者，可予以内镜鼻胆管引流或短期内支架置入进行胆汁引流，再择期取石。

6. 胆源性胰腺炎患者。

（二）禁忌证

1. 同括约肌切开术。

2. 严重凝血障碍者，初始治疗应该采用较低出血风险的手术，如内镜下胆管内、外引流术。

3. 先天性胆总管囊肿合并结石，一般不建议单纯行 EST 取石。

4. 原发性肝内胆管结石原则上不宜通过 ERCP 取石，因为此类患者多数肝内胆管多个分支内充满大量结石，肝管开口常常伴有狭窄或成角，内镜下很难取出或取净结石，且容易招致感染性并发症。但对于合并肝外胆管结石，肝内 1、2 级胆管内较为松动的结石且肝管开口无严重狭窄的病例，有经验的操作者可谨慎尝试 ERCP 取石。

二、术前准备

1. 患者准备同括约肌切开术。

2. **器械准备** 需要准备取石网篮，网篮可有多种造型，四丝"钻石形"是最常用的类型，螺旋形和"花形"适合小结石的套取及取石后胆管的清扫。使用前应在体外反复张开及收紧网篮，了解其开启是否顺畅，网篮伸展是否充分，必要时适当整形（图 5-19）。常用碎石工具包括一体式取石 / 碎石网篮及其连接手柄。球形气囊导管一般有不同规格，主要用于小结石取出及阻塞造影，使用前应

试注气体了解囊膜是否完好，在导管的中央腔道内注射造影剂以排清气泡（图 5-20）。为预防网篮嵌顿，还应准备紧急情况下使用的"镜外碎石器"，它由一根金属鞘管和一个手柄组成（图 5-21）。

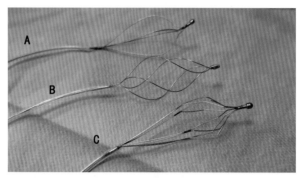

图 5-19 胆管取石网篮
A. 钻石形 　B. 螺旋形 　C. 花形

三、操作方法

1. 胆管插管造影，确定行内镜下取石者即行乳头括约肌切开，根据结石的大小及胆管的粗细决定切口的大小（图 5-22A、B）。

2. 插入取石网篮至胆管中，置于结石的上方，轻轻张开网篮，然后向下拉出网篮少许，同时上下晃动，将结石套入其中，略微收紧网篮，将其拖出乳头，将结石留置在十二指肠腔内（图 5-22C、D、E、F）。

3. 对直径超过 1cm 的结石，一般需要先进行机械碎石，方法是将碎石网篮收入塑料管内插入胆管中，张开后将结石完全套入并收紧，连接碎石手柄，在透视下缓缓持续握压碎石手柄，直至结石被绞碎，再用取石网篮取出结石碎片。

4. 碎石取石后常常还需用球囊导管进行胆管"清扫"，即在 X 线监视下将球囊置于胆管上段，充盈囊腔轻轻晃动球囊导管同时缓缓向下拉出。只要括约肌切开足够大，结石被拉到开口处，然后通过下拉气囊导管，

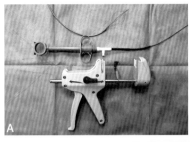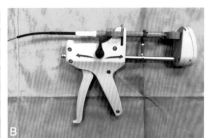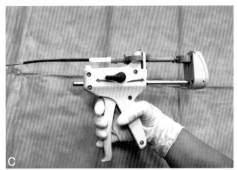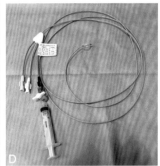

图 5-20 碎石网篮和取石球囊导管

A. 一体式取石 / 碎石网篮及碎石手柄 B. 网篮套住较大结石后，将网篮与碎石手柄连接 C. 将手柄中央蓝色旋钮旋至绿色箭头一方，不断握压手柄，网篮逐渐缩小，胆管内结石被粉碎 D. 直径可调节的取石球囊，通过注射器上的刻度标志控制注入气体量，可调节气囊直径（从小到大依次为 8.5mm、11.5mm 和 15mm）

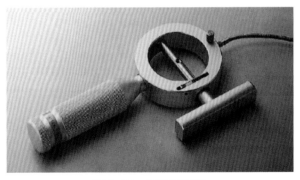

图 5-21 镜外碎石器

同时向下弯曲十二指肠镜头端，将结石取出（图 5-22G）。

5. 取石完毕一般应做"阻塞造影"。方法是将预先用造影剂排气的球囊导管插至胆管上段，充盈球囊并锁定，边注射造影剂边缓慢向下拉球囊，直至胆管末端进行摄片，确定无残留结石。

6. 最后应注意观察乳头切口处有无活动性出血，必要时用注射针进行局部黏膜下注射止血；还应做吸引试验，观察胆汁及造影剂能否顺畅流出（图 5-22H）（见视频）。

四、并发症及其防治

1. **出血和穿孔** 拉取结石时应避免使用暴力或直接向外拉内镜，这样容易造成壶腹部撕裂损伤，应采用"插镜 – 右旋 – 向下"的联合动作，使用力方向与胆管的轴线方向一致，有利于结石的取出。

2. **取石网篮嵌顿** 取石的顺序应遵循"先下后上""先小后大"的原则，避免一次套取过多结石引起取石网篮在乳头部嵌顿。一旦发生取石网篮嵌顿，可将网篮的手柄剪断，取出内镜及网篮的塑料鞘管，将镜外碎石器的金属鞘管套在网篮的金属丝上，并安装在手柄上，插入鞘管至十二指肠乳头部位在透视下缓缓转动手柄作镜外碎石。

3. **结石过大，机械碎石及取石失败** 碎

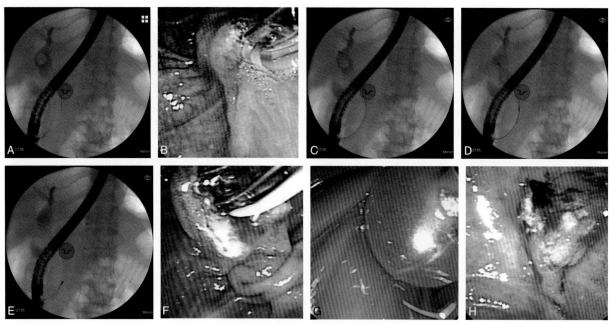

图 5-22　胆管结石取出过程

A.胆管插管造影，可见胆管内结石影　B.内镜下行乳头括约肌切开　C~E. X 线下，取石网篮将胆管结石套住，逐渐向下拉出　F.内镜下显示取石网篮将结石拖出十二指肠乳头　G.取石球囊清除胆管内残余结石　H.治疗结束后的乳头形态

石时一定要将结石完全套入网篮中，避免只套取部分结石；碎石时将结石置于胆管中部较为宽松的区域，略插入内镜，放松各旋钮和抬钳器，便于力量的有效传导。应缓缓持续转动手柄，避免暴力，否则容易招致金属丝断裂。碎石时如发生碎石器的金属手杆断裂，表明结石硬度过高，通常机械碎石无效，应设法释放结石，建议用其他方法碎石（如液电碎石、激光碎石或体外震波碎石）或手术治疗。胆管内结石过大，碎石器无法完全套取时，可先植入一根塑料胆道支架，经过 3~6 个月的引流，一般结石会有所缩小，再行碎石取石较为方便、安全。

4.胆总管结石进入肝内胆管　造影时注射过多造影剂及取石过程中操作不慎，都可能导致结石进入肝内胆管，尤其是左肝管中，增加了操作的难度。一旦结石进入肝内胆管，可采用如下方法取出：①取石网篮不断张开、收紧，逐步进入左肝管；②采用头高脚低位并吸引，将结石引至肝外胆管；③在导丝引导下将球囊导管插入肝内胆管，将结石拉出；④用可通导丝的取石网篮套取结石。

第 5 节　胰腺疾病的治疗

一、内镜下胰管支架植入术

内镜下胰管支架引流（endoscopic retrograde pancreatic drainage，ERPD）是经乳头胰管引流的常用方法之一，属于内引流。

（一）适应证和禁忌证

1.适应证

（1）难以控制的急性胰腺炎或复发性胰腺炎。

（2）慢性胰腺炎伴有胰管梗阻者，如 Oddi 括约肌功能障碍、胰管狭窄、胰管结石梗阻等。

（3）胰腺分裂症合并胰腺炎，可行副乳头引流。

（4）与胰管交通的假性囊肿。

（5）胰头癌或乳头癌伴有胰管严重梗阻者。

（6）胰管破裂（胰瘘），包括特发性胰腺炎或创伤性胰腺炎所致。

（7）预防 ERCP 术后胰腺炎（post-ERCP pancreatitis，PEP），用于 PEP 高风险的病例，如插管困难、乳头预切开、怀疑 SOD 的患者等。

2. 禁忌证　ERCP 禁忌者。

（二）术前准备

1. 患者准备　同普通 ERCP，并应给予足量广谱抗生素。

2. 器械准备　标准型十二指肠镜，导丝（0.035 英寸，长约 4m）。胰管支架一般为 5Fr 或 7Fr 塑料管，采用直型或单猪尾（远端）造型，长度 3~12cm，支架上有多个小侧孔，便于分支胰管的引流，前后的倒刺防止支架移位（图 5-23）。胰管支架在导丝的引导下由一根相同口径的推送管入。还应准备 6~8Fr 扩张管（探条）进行狭窄段的扩张。胰管支架的取出器械可采用圈套器、取石篮或专用支架回收器。

（三）操作方法

1. 用标准的侧视型十二指肠镜进行选择性胰管插管造影，以获得狭窄、结石、囊肿等证据。

2. 插入导丝，超过狭窄或梗阻部位，或进入囊肿腔内，胰管破裂（胰瘘）的病例应尽量插入到后方的胰管。

3. 退出导管，必要时循导丝插入扩张导管（探条）通过梗阻部位，进行局部扩张。有时狭窄十分坚硬，可采用探条由小到大逐级扩张。

4. 由于胰管支架的口径往往都比较小，仅部分患者需要行胰管括约肌切开术。用推送管将选择好的支架推入，在推进过程中，抬钳器应先处于关闭状态。当支架到达抬钳器时，略松开抬钳器使支架从内镜腔中释出，然后关闭抬钳器并引导支架进入乳头。注意使内镜位置尽量接近乳头以方便操作。重复这些动作，使支架最终抵达预定部位。支架到位后，推送器保持正确的位置（抵住支架），然后将导丝撤出，最后撤出推送器，留下支架尾端自乳头伸出。支架的理想位置是前端超过狭窄段 1~2cm，尾端在肠腔内留有 1cm 左右，刚好将远端倒刺或弯曲造型留在乳头外（图 5-24）（见视频）。

5. 胰管狭窄明显的病例，在充分扩张的基础上也可考虑放置多根胰管支架。应根据远端胰管的口径、狭窄段的严重程度以及近端胰管的扩张情况综合决定放置胰管支架的规格与数量，原则上支架直径不应超过狭窄以上胰管的口径。

（四）并发症及其防治

1. 胰管支架阻塞和胰腺炎　胰管支架

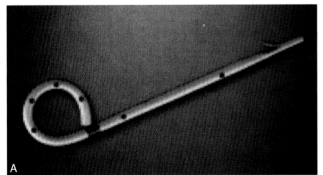
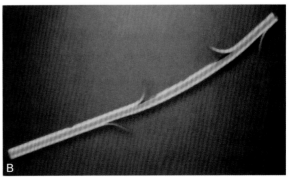

图 5-23　常用胰管支架
A. 单猪尾型　B. 带侧翼型

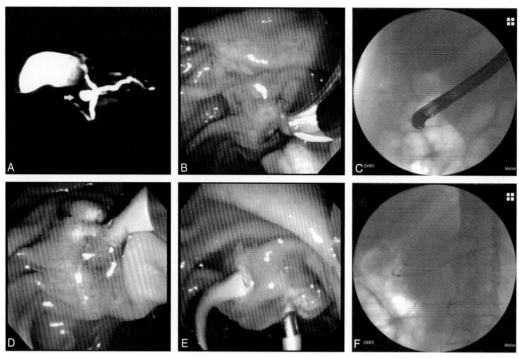

图 5-24　胰管支架植入术

A.术前 MRCP 提示胰管中段狭窄（箭头），远端胰管扩张明显　B.内镜下胰管插管成功　C.插入导丝至胰管中段处受阻，反复调整后导丝进入远端胰管　D.沿导丝植入 7Fr 单猪尾胰管支架　E.支架尾端伸出乳头外　F.胰管支架植入成功，前端超过狭窄段

一旦发生阻塞，可引起胰腺炎。建议支架每 3~6 个月更换一次，可按"先细后粗，先少后多"的原则逐步增加支撑支架的口径。

2.胰管支架留置时间不当　有研究结果显示，在胰管支架移除后，大约只有 33% 的患者狭窄缓解。胰管支架应该留置多长时间，定期更换还是待症状复发后更换，目前尚无统一的共识，多数学者建议胰管支架治疗维持 1 年左右。按需更换支架是更优的策略。而用于预防 ERCP 术后胰腺炎的胰管支架，通常选用 3~5Fr 的短小支架，一般支架仅短期留置，ERCP 后 2 周，如支架尚未自行滑脱，应内镜介入拔除。

3.胰管支架移位和胰管损伤　由于胰管支架及胰管的直径均较小，若胰管支架滑入胰管内（内移位）就很难再回收。所以放置胰管支架时，一定注意尾端在肠腔内留有 1cm 左右，要将远端倒刺或弯曲造型留在乳头外。而如果没有回收支架，就可能会发生永久性的胰管损伤。甚至在支架植入的数周治疗期内，也有可能诱发类似慢性胰腺炎的胰管损伤。

二、内镜下胰腺假性囊肿的治疗

胰腺假性囊肿是胰腺上或其周围的聚积胰腺分泌物的囊腔，其囊壁上无上皮组织覆盖，故称"假性囊肿"，它通常是胰腺炎症或损伤后的并发症，有人统计急性胰腺炎并发假性囊肿的发生率为 16%~50%，慢性胰腺炎的发生率为 20%~40%。超过 5cm 的囊肿常常会合并出血、感染、梗阻或穿孔。经内镜途径建立囊肿与胃肠道之间的引流方法，包括内镜下囊肿胃造口术（cystogastrostomy）、囊肿十二指肠造口术（cystoduodenostomy）和经乳头经胰管囊肿引流术。

（一）适应证和禁忌证

1. 适应证

（1）内镜治疗适合于直径超过 5~6cm、持续存在超过 6 周的胰腺假性囊肿，一般此类囊肿会引起症状、出现并发症或在随访观察中迅速增大。

（2）经乳头经胰管囊肿引流术适用于与主胰管相交通的胰腺假性囊肿。对慢性胰腺炎潜在的胰管狭窄和结石进行经乳头内镜治疗，有助于降低胰腺假性囊肿的再发率。

（3）囊肿胃造口术，适合于胰腺体、尾部巨大有症状的囊肿，通常需在胃腔内能看到明显的囊肿压迫膨出的表现。

（4）囊肿十二指肠造口术，适于胰头部巨大囊肿。

2. 禁忌证

（1）近期囊肿内活动性出血。

（2）囊肿在胃肠壁上压迫膨出不明显，B 超或 CT 检查发现两者相距超过 1cm 者不宜做胃肠壁的造口术。

（3）严重凝血功能异常者。

（二）术前准备

1. 患者准备　患者应做好全面检查，尤其是上腹部 B 超、CT 和超声内镜，判断囊肿的性质，了解囊肿的部位、大小及与胃肠壁的关系。患者围操作期应给予抗生素及止血药物。

2. 器械准备　器械需准备超声内镜 FNA 穿刺针、囊肿切开刀、弓状刀及高频电发生器等。其他尚需准备导丝、柱状扩张球囊、鼻胰引流管和塑料支架（短的双猪尾型）或蘑菇头金属支架。

（三）操作方法

方法一：经乳头经胰管囊肿引流术。

1. 采用侧视十二指肠镜进行常规 ERCP 检查，适当加压造影，显示胰管，尽可能显示囊腔及其与胰管的交通部位。

2. 经导管插入导丝，超选至囊腔内，导管顺导丝进入囊腔，尽可能抽净囊液，并将其送脱落细胞、生化、肿瘤免疫学等检查，再注射适量造影剂清晰显示囊腔。

3. 循导丝插入扩张管进行胰管狭窄段及与囊肿交通部位扩张。

4. 按常规方法置入塑料支架（7Fr 最为常用）或鼻胰引流管。

方法二：超声内镜下经胃壁造瘘引流术。

1. 超声内镜引导的经胃壁引流成功率高，可减少并发症，推荐使用。一般采用治疗型超声胃镜，先作胃腔内仔细检查，通常在胃体近大弯侧可见外压膨出性改变，表面黏膜完整，可见花斑样变化。超声内镜观察，选择膨出显著部位进行穿刺，注意避开血管。

2. 用超声内镜 FNA 穿刺针刺入囊腔，抽出囊液送各项常规检查，将导丝置入囊腔内足够长（在积液内卷曲），保留导丝退出穿刺针。

3. 沿导丝置入囊肿切开刀，以混合电流进行局部烧灼，穿透囊腔后会有明显的突破感，并可有大量囊液流出。

4. 沿导丝插入柱状气囊（一般直径 8~10mm）进行局部扩张。

5. 经导丝插入双猪尾塑料支架（或蘑菇头金属支架），一端位于囊腔内，一端位于胃内，吸引观察引流是否通畅（图 5-25）。

6. 对囊腔较大或囊液浑浊黏稠的病例，一般还需要放置囊腔外引流，从支架旁重新插管并留置导丝，按常规方法植入一根鼻胰管。也可放置多根塑料支架引流（见视频）。

方法三：囊肿十二指肠造口术。

方法类似胃造口术，穿刺点一般选择在十二指肠降段接近乳头的部位。

（四）并发症及其防治

经乳头引流的并发症基本同胰管支架植入术。经壁引流的并发症如下：

1. 常见并发症　有出血、穿孔、感染等。经乳头引流相对于经壁引流的优点是避免了出血和穿孔。出血可以通过内镜、手术、血

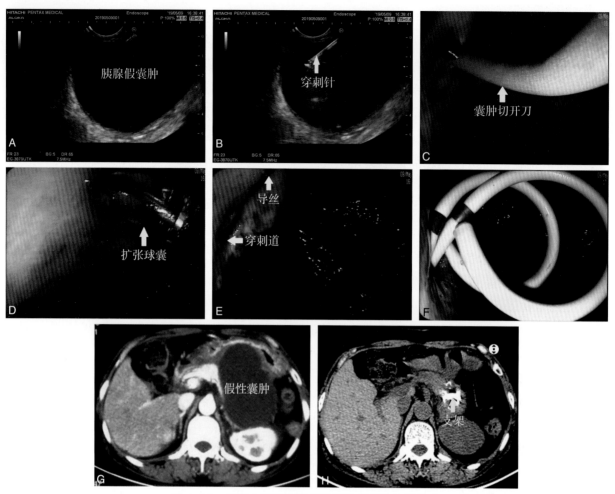

图 5-25   超声内镜下胰腺假性囊肿胃壁造瘘引流术

A.超声内镜可见胰体部巨大液性暗区，紧贴胃底   B.超声内镜19G穿刺针经胃壁刺入囊腔，植入导丝   C.保留导丝退出穿刺针，沿导丝植入囊肿切开刀穿透囊壁   D.直径8mm柱状球囊进一步扩张针道   E.退出球囊保留导丝，有囊液流出   F.经导丝先后植入两根10Fr×5cm双猪尾塑料支架，支架引流出大量黏稠浑浊的囊液   G.假性囊肿穿刺引流前   H.假性囊肿穿刺引流术后5 d

管栓塞等有效控制。如果穿孔局限于胃壁而未影响到积液，可以非手术处理，如穿孔处未放置支架，则通过胃肠减压和抗生素治疗可以迅速愈合胃壁穿孔。感染通常发生于没有充分引流或者固形物未完全清除时。避免注入过多造影剂，建议预防性给予抗菌药物治疗，并严格遵守无菌操作原则。当囊肿积液消除后，囊壁会塌陷，此时支架末端可能会撞击囊壁，而这可能成为迟发性出血的原因，故常采用双猪尾支架。

2.支架滑脱落入囊肿   双猪尾支架较直形支架滑脱的可能性小，特别是放置双支架时。放置支架时插入不超过一半可以避免此类情况的发生。当支架滑脱落入囊肿，如积液腔还没有完全塌陷且经壁通道依然可用，则可以用内镜取出支架。

3.支架堵塞   一般支架引流至少需要2个月，引流4~6周可复查一次，如支架堵塞可更换支架。囊肿完全消失者可拔除支架。囊腔较大或囊液较浑浊的病例一般采用外引流，引流1个月左右，囊液明显减少变清后，再更换为支架引流。

4.并发症   误吸等呼吸道并发症。

三、内镜下胰管结石取出术

胰管结石常继发于慢性胰腺炎，多见于胰腺头部。主胰管结石导致胰管梗阻和压力增高，引起腹痛、脂肪泻等临床症状，加重胰管损伤和胰腺分泌功能的损害，因而应争取取出胰石。ERCP是胰管结石的一线治疗手段。胰管结石一般极坚硬，牢固附着于管壁上或嵌顿于分支胰管，故内镜下胰管括约肌切开术（endoscopic pancreatic sphincterotomy，EPS）后直接清除胰石仍十分困难，往往需要与胰管支架或体外震波碎石（extracorporalshock wave lithotripsy，ESWL）联合应用。

（一）适应证和禁忌证

1. 适应证

（1）慢性胰腺炎伴胰管结石。

（2）ESWL对于直径>5mm的胰管结石是推荐的一线治疗方案。

（3）胰管结石并主胰管明显狭窄者，胰石清除后应进行支架治疗。

（4）同时有胰管结石和胰腺假性囊肿的患者，先进行ESWL再进行ERCP是安全的。

（5）巨大胰管结石（直径≥10mm）患者，有报道置入临时性全覆膜自膨式金属支架扩张胰管可辅助取石。

2. 禁忌证　ERCP禁忌者。

（二）术前准备

1. 患者准备　同胆管括约肌切开取石。行ESWL前需给予咪达唑仑（Midazolam）和哌替啶，如ESWL与内镜操作同时进行，有学者建议在全麻下实施。

2. 器械准备　类似胆管括约肌切开术。切开刀一般选用15~20mm的短刀丝、可通导丝的弓形刀；副乳头切开也可采用针状切开刀，并需准备胰管塑料支架及其输送装置。准备小的取石篮，最好可通导丝，螺旋形网篮有时更便于套取胰石；此外还需气囊导管。

（三）操作方法

1. 主乳头EPS　行胰胆管造影，确定欲行EPS时插管至胰管中，留置绝缘导丝。经导丝插入短刀丝的弓形刀至主胰管。用单纯切割电流（不电凝）进行胰腺段括约肌切开，切开方向以12点至1点钟方向为佳，切开长度视乳头隆起部长度及胰管的宽度而定，一般切开5~8mm。多数情况下需要先行胆管括约肌小切开，然后寻找胰管开口，后者多数位于切缘下方5点钟位置，在导丝引导下插入主胰管，再行胰管括约肌切开。

2. 阴性胰石（蛋白栓）一般质脆易碎，可在EPS后直接取出。高密度的结石通常十分坚硬，常牢固嵌顿在胰管内，一般应预先行ESWL。专用的ESWL机具有两个聚焦的X线发生器，分别位于两侧轴向45°角，便于结石的定位；在碎石过程中，一般每分钟发射上百次的19kV的冲击波，每次操作持续30min左右，平均每枚胰石接收约1500次冲击波；通过透视可以判定结石是否被击碎，大量结石或巨大结石可能需要重复ESWL治疗。

3. 采用小的取石网篮进行取石，对高密度结石可不注射造影剂，这样反而更清楚；将张开的网篮插入主胰管（可沿着导丝），在结石部位反复晃动，也可旋转网篮，以套取结石；有学者建议同时灌注生理盐水，这有助于清除小的结石碎片（图5-26）。有时会用到少量充气的取石球囊导管，但在胰腺中用处有限，因为尖锐的胰石碎片常会划破球囊（见视频）。

4. 取石术后，通常需放置鼻胰管引流（endoscopic naso-pancreatic drainage，ENPD）或胰管支架引流。有学者建议取石后植入鼻胰管引流，术后可通过盐水灌注试验来检验疗效，如灌注盐水后患者无疼痛，一般无须

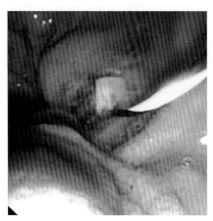

图 5-26　取出的胰管结石

继续引流；如仍有疼痛，说明引流十分必要，需要再次清除胰石或植入支架引流。

（四）并发症及其防治

最常见的并发症是诱发胰腺炎，多为轻度。切开后一般应置管引流，可放置鼻胰管或胰管支架，术后短期引流，确信无并发症发生时可予拔除。

（厉英超）

第6章　内镜下十二指肠狭窄扩张及金属支架植入术

十二指肠狭窄会引起不同程度的食物通过障碍，严重者会导致完全梗阻；临床出现呕吐症状，如果梗阻部位发生在十二指肠乳头以下，呕吐物常含胆汁。引起十二指肠狭窄的病因以恶性肿瘤多见，如原发性十二指肠肿瘤、壶腹周围肿瘤或胰腺癌等，也有溃疡瘢痕以及术后吻合口等造成的良性狭窄，根据狭窄程度及病因，选择单纯球囊扩张治疗或扩张后植入金属支架。

一、适应证和禁忌证

1. **适应证**　恶性肿瘤所致的梗阻常采取球囊扩张后金属支架植入以解除梗阻；如为溃疡瘢痕以及术后吻合口等良性狭窄，因为目前尚无市售的可回收金属十二指肠支架，因此一般只建议行内镜下球囊扩张治疗，对吻合口狭窄者也可采用切开刀放射状切开的方法进行治疗。

2. **禁忌证**　严重心肺疾患，无法耐受内镜检查的患者；怀疑有休克或消化道穿孔等危重患者；脑卒中急性期患者；消化道急性炎症，尤其是腐蚀性炎症患者；明显的胸腹主动脉瘤患者等。

二、术前准备

（1）术前禁食 8h、禁饮 4h；

（2）术前肌肉注射地西泮 5~10mg，哌替啶 50~100mg，以及东莨菪碱 0.3mg；

（3）术前口服达克罗宁胶浆剂 10ml，二甲硅油散 5g 冲水服用；

（4）心电监护，必要时吸氧；

（5）患者左侧卧位并佩戴口圈。

三、操作方法

十二指肠镜或者大钳道胃镜（3.8mm 以上的工作钳道）循腔进镜，依次通过食管、胃腔进入十二指肠狭窄处，如果患者胃腔内潴留液较多，应反复予以负压吸引尽量吸干净，以防止操作过程中患者呕吐导致误吸。待内镜接近十二指肠狭窄部近端时应仔细观察并寻找狭窄部的上口（图6-1），之后可利用ERCP相关附件，如拉式切开刀和导丝，在 X 线透视下尝试通过狭窄部（图6-2）。若导丝及导管深插较为顺利，此时即可进行肠管的造影，通常需要显示狭窄部远端的正常肠管，然后逐渐退出切开刀，由远及近造影显示十二指肠狭窄的长度及范围。造影完成后可根据狭窄的具体情况选择下一步扩张

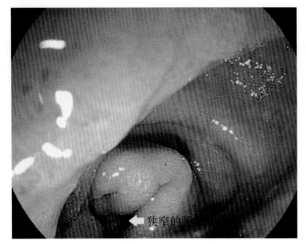

图 6-1　内镜到达十二指肠狭窄上口

所需球囊的直径以及植入金属支架的长度，一般选择直径 1.4~2.0cm 的扩张气囊，加压扩张的过程需要全程 X 线监测（图 6-3）。扩张完成后留置导丝，然后选取合适长度的

支架（支架至少需要覆盖病变上下缘各 2cm 以上的正常肠管），沿导丝送入支架及其推送器，在 X 线及内镜双重定位监视下缓慢释放（图 6-4，图 6-5）（见视频）。

四、并发症及其防治

十二指肠狭窄扩张及支架植入术的主要并发症包括穿孔、出血以及支架移位。根据肠管狭窄的性质及其程度合理选择不同直径的扩张球囊是预防穿孔的首要措施，另外在扩张操作过程中，应该根据患者的疼痛反应情况缓慢提升扩张压力，切勿追求"完美扩张"。十二指肠扩张术中也有出血的可能，对于少量的渗血，一般无须特殊处理，或者可局部喷洒止血药物；出血量较大，影响手

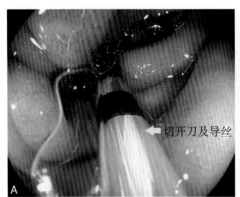
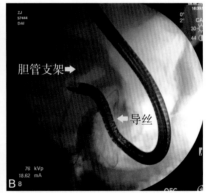

图 6-2　利用切开刀在导丝辅助下顺利通过狭窄部进入远端肠管

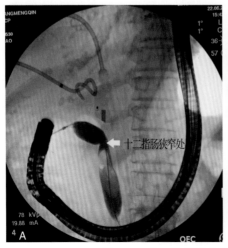
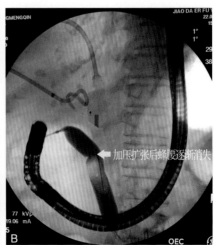

图 6-3　十二指肠狭窄球囊扩张时 X 线下所见

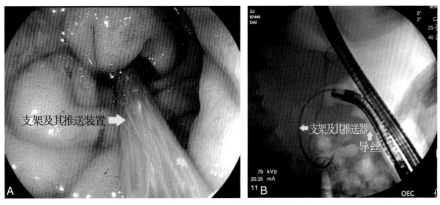

图6-4 在内镜及X线双重监视下将支架及其推送装置送入肠腔

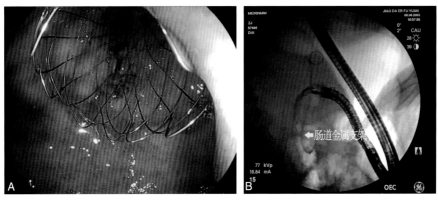

图6-5 金属支架完全释放后内镜下所见（A）和X线透视下所见（B）

术视野时，可在生理盐水冲洗的基础上尽量找到出血点，然后给予氩离子凝固或热止血钳止血等治疗。支架移位相对少见，准确的支架定位及定点释放是预防移位的最重要措施，若移位至狭窄段的近端，可选用异物钳钳夹支架一端后取出，必要时重新放置。若移位至狭窄段的远端，则可尝试内镜通过狭窄段并以异物钳钳夹支架并取出，若狭窄仍较严重，内镜无法通过时，则需要再次行狭窄段的球囊扩张治疗，之后再尝试将支架取出。

（赵　刚　万晓龙）

第7章 内镜下十二指肠乳头部腺瘤切除术

随着消化内镜技术的普及，十二指肠腺瘤的检出率越来越高，其中十二指肠乳头部腺瘤最常见，该部位腺瘤在组织学上有较明显的恶变倾向，因此积极治疗十二指肠乳头部腺瘤具有非常重要的意义。内镜下十二指肠乳头切除术（endoscopic papillectomy，EP）因其创伤小、术后并发症少、复发率低而常被用于十二指肠乳头腺瘤的治疗。十二指肠乳头解剖位置特殊，是胆总管、胰管汇入十二指肠的部位，术后保证胆汁、胰液流出通畅非常关键，因此，术者必须熟练掌握ERCP相关技术，胆总管括约肌切开，胆管、胰管支架植入等技术。

一、适应证和禁忌证

1. 适应证 十二指肠乳头部腺瘤，经EUS及MRCP等评估病变未侵及十二指肠黏膜肌层，且未侵犯胆管及胰管者，在充分告知并取得患者同意后，可行内镜下切除术。

2. 禁忌证 严重心肺疾患，无法耐受内镜检查的患者；怀疑有休克或消化道穿孔等危重患者；脑卒中急性期患者；消化道急性炎症，尤其是腐蚀性炎症患者；明显的胸腹主动脉瘤患者等。

二、术前准备

（1）术前禁食8h、禁饮4h；

（2）术前肌肉注射地西泮5~10mg，哌替啶50~100mg，东莨菪碱0.3mg；

（3）术前口服达克罗宁胶浆剂10ml，二甲硅油散5g冲水服用；

（4）心电监护，必要时吸氧；

（5）患者左侧卧位并佩戴口圈。

三、操作方法

十二指肠镜循腔进镜，依次通过食管、胃腔进入十二指肠，若患者胃腔内潴留液较多，应反复予以负压吸引尽量吸干净，以防止操作过程中患者呕吐导致误吸。十二指肠镜进入十二指肠降部后进行镜身直线化，仔细观察乳头部腺瘤情况，根据腺瘤的大小及基底部情况选用合适大小的圈套器，可适当抖动圈套器以利于将病变圈套完全，提拉圈套器并确保其与周围正常肠管黏膜无接触后即可进行通电切除。腺瘤隆起明显者可直接圈套器切除（图7-1），扁平腺瘤可于乳头部黏膜下注射生理盐水使病变抬高，观察并确认病变"抬举征"良好情况下再行高频电切除。切除后检查创面，如有残存用氩离子凝固治疗。待病变完整切除后再以常规 ERCP 手法分别进行胆管及胰管的插管。胆管插管成功并造影后应行 EST 将胆管开口做一小切开，之后分别置入胰管及胆管支架，或者鼻胆引流管（图 7-2）。创面大者可用金属夹夹闭伤口（见视频）。

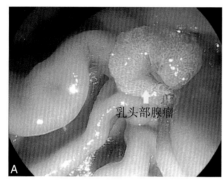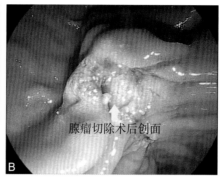

图 7-1　十二指肠乳头腺瘤经过内镜下切除治疗

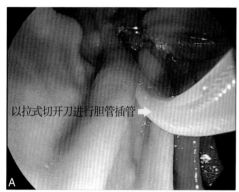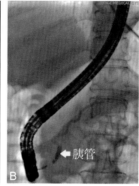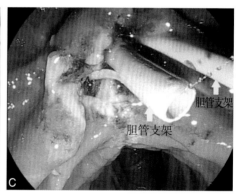

图 7-2　腺瘤切除术后分别进行胆管和胰管插管及支架植入

四、并发症及其防治

因为十二指肠主乳头解剖结构的特殊性，进行乳头部腺瘤的内镜下切除治疗技术要求相对较高，相关并发症的发生率也相对较高，主要的并发症包括：出血、胰腺炎、穿孔以及胆管炎等。消化道出血的发生率最高，多出现于术后一周内，通过内镜下局部药物注射、电凝止血、氩离子凝固以及钛夹夹闭等止血措施，大部分出血均可得到有效控制。若上述措施仍无法止血，则需要介入栓塞或外科手术干预。胰腺炎的发生主要与腺瘤切除术后局部水肿而致胰液引流不畅有关，因此，进行预防性胰管支架植入就显得尤为重要。胆管炎相对少见，一般发生于腺瘤切除术后但 ERCP 无法成功进行胆管插管的患者，此时，可行经皮经肝胆道穿刺引流（PTCD）作为补救治疗措施。

五、随　访

术后半月至 1 月复查十二指肠镜，观察创面情况并拔去胰管支架，以后可 3~6 个月复查一次以观察有无复发，如无复发 1 年随访 1 次。

（赵　刚　万晓龙）

第8章 十二指肠镜下的其他检查

本章仅简单介绍临床有用但并不常规应用的检查技术。

第1节 胆管、胰管腔内超声检查术

胆管、胰管腔内超声检查术（intraductal ultrasonography，IDUS）是一种应用超声微探头插入胆管或胰管腔内进行扫描检查的方法，微探头通过十二指肠镜活检孔道插入至乳头内，显示胆管和胰管腔内、管壁及其三维图像，常用超声频率20MHz。最常见的应用指征是胆道结石和梗阻性黄疸的诊断（图8-1）。传统内镜逆行胆胰管造影（ERCP）利用造影剂显影技术判断胆管病变，常因气体干扰、造影剂浓度、X线拍片质量、照片角度、操作者技术等原因影响对胆管狭窄、扩张以及腔内微小病变的准确判断，对管腔内结石、血凝块或虫卵等鉴别有时也较困难，IDUS由于是直接在管腔内全程实时扫查，因而可较好地解决上述ERCP对微小或早期病变诊断的不足。并且无论肝外胆管内径是否存在狭窄或扩张均对其无明显影响。对确定胆管结石及多种胰腺疾病以及判断胆道狭窄的良恶性和诊断胆管癌方面具有较高的准确性，是内镜超声检查的重要完善和补充。

文献报告用于以下方面：

1.胆道疾病

（1）胆管结石 IDUS可发现ERCP较难发现的结石。微型超声探头可以在行十二指

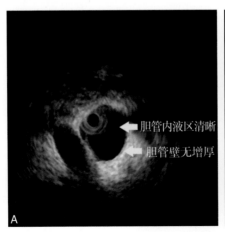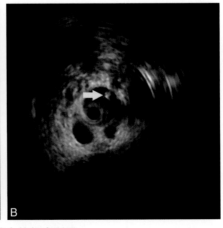

图8-1 胆胰管内的超声所见

A.正常胆管所见　B.胆管内结石（箭头所示）

肠乳头括约肌切开（EST）或者不行 EST 的情况下插入胆管贴近结石，可以提供从肝门部到胆总管末端的 360° 高分辨影像资料，除显示结石强回声改变，同时强回声还可随探头上下移动；泥沙样结石呈絮状强回声环绕探头、可移动、呈絮状回声的形状改变。对直径 <5 mm 的结石以及有效地鉴别胆泥和气泡方面，IDUS 更为敏感。IDUS 基本上消除了操作者、造影剂浓度和 X 线质量等因素的影响。

（2）壶腹部占位 IDUS 可显示十二指肠乳头层次不清、消失、中断或增厚，代之不均匀低回声肿瘤声像，包绕管道形成环形或不规则形肿块。

（3）胆管狭窄及扩张 胆管狭窄是由毗邻脏器肿瘤侵犯及良恶性胆管疾病所导致的常见疾病，因其难以取病理活检，诊断较难。有研究将胆管狭窄的图像分为两种类型：1型，胆管壁肥厚，胆管外层高回声杂乱、断裂，此为胆管癌特有的声像图；2型，胆管壁肥厚，管腔狭窄伴壁内回声不均匀，以良性狭窄为多。高频超声穿透力弱，仅能显示管壁本身及管腔附近病变，显示病变与胆管和胰腺周围结构的关系较困难。

（4）其他胆道疾病 胆管炎时，单纯内镜逆行胆道造影（ERCP）往往诊断和鉴别较困难，若结合 IDUS 可见胆管壁增厚，主要为第二层增厚，但其三层结构清楚。胆管炎伴有胆管结石、慢性胰腺炎等，可致胆管狭窄及扩张，IDUS 可显示狭窄部或扩张部的部位、长度、性质及该部位周围毗邻结构，胆管炎管壁呈均一肥厚，此可与癌肿浸润胆管壁鉴别。

2. 胰腺疾病

（1）胰腺炎性病变 胰腺 IDUS 主要用于良恶性疾病的鉴别。主胰管局限性狭窄的慢性胰腺炎，IDUS 可见主胰管周围环状低回声，病理学证实为胰管周围纤维化，其外

侧可见呈正常胰腺实质的微细网眼状结构。IDUS 对于肿块形成性慢性胰腺炎不仅能清楚地显示胰管的扭曲与扩张，而且由于探头的高分辨率和直接置入胰管，使得胰实质的细微变化和胰管分支的表现也能清晰显示。对于胰腺囊性病变，IDUS 不但能检出直径 <1cm 的病灶，并且还能依据其形态、囊壁和厚薄以及是否与胰管交通等作出假性囊肿、黏液肿瘤性囊肿、浆液性囊肿和胰岛细胞瘤坏死性囊肿的鉴别。

（2）胰腺占位性病变 胰腺癌是胰腺最常见的恶性肿瘤，其早期诊断仍是临床一大难题。ERCP 对不侵及胰管的肿瘤和胰尾部较小的肿瘤诊断较困难，如 ERCP 与 IDUS 相结合，通过直接插入胰管的超声探头，使探头最大限度接近病灶。利用探头的高分辨率，对胰腺做近距离的超声检查，并清晰显示胰腺各部位及其周围血管等相邻结构的情况对早期胰腺癌的诊断有非常重要的价值，且对胰腺癌浸润情况的判断亦有一定的价值，特别是对早期胰腺癌尚未累及胰管引起胰管狭窄时显示出较高的诊断价值。但是由于胰管直径较胆管为细，因此 IDUS 探头在进入胰管特别是胰尾部胰管有一定的困难。仅在 35%~55% 的患者中 IDUS 探头可以进入到胰尾，因此 IDUS 在胰管中的应用价值不如胆管。

第 2 节 胆道母子镜

母子镜是经口胆胰管镜的俗称，目前较多应用的是 Spyglass 电子镜直视系统。将十二指肠镜（母镜）插到十二指肠乳头处，再将胆胰管镜（子镜）通过母镜活检孔道插入，对胆胰腔道内的病变进行直视观察，并可以通过活检钳对病灶进行活组织检查获得病理诊断（图 8-2）。

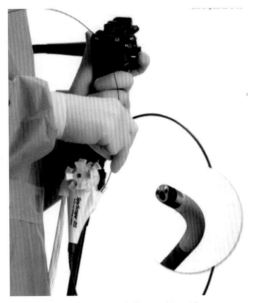

图 8-2　胆胰管母子镜系统

主要用于以下方面：

1. 胆管疾病诊断　①对于微小胆总管结石的诊断 Spyglass 明显优于常规 ERCP，并且可以通过 Spyglass 对较大坚硬的结石进行激光碎石后再行取石术，提高了胆总管结石的治愈率，降低了复发率。②鉴别良恶性胆道梗阻，Spyglass 可以观察胆道壁的结构发现扭曲的血管（肿瘤血管）、异常的黏膜和不规则的突起结构而协助鉴别良恶性胆道梗阻。使用 Spyglass 引导下的胆道壁活组织检查在大多数情况下可以获得足够的组织进行组织学的分析。

2. 胰腺疾病诊断　Spyglass 可以直观地观察到胰管的慢性瘢痕增生，胰石和胆管内乳头状黏液瘤等异常结构，协助判断病变的性质，并且可以在直视下进行活组织检查。使用 Spyglass 观察胰管壁结构对于胰腺癌的诊断和定位有很大帮助，可以为手术方式的选择提供指导。

第 3 节　奥迪括约肌测压

奥迪括约肌（Sphincter of oddi，SO）由三部分组成：包绕位于十二指肠壁内的胆总管的末端称为胆总管括约肌，位于主胰管末端称为胰管括约肌，围绕共同通道部分称为壶腹括约肌，其中最主要成分是胆总管括约肌。通过十二指肠镜活检孔道插入胆道测压管，常用灌注式测压法，测压管连接灌注式测压仪进行压力测定（图 8-3）。有研究认为胆囊切除术后综合征（post-cholecystectomy syndrome，PCS）的部分患者上腹痛等症状可能与 SO 压力升高有关，对这部分患者可通过乳头括约肌切开术（EST）可以缓解症状。

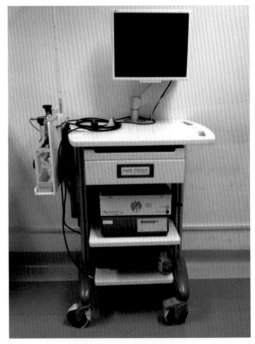

图 8-3　胆道测压系统

（龚　均）

第9章 软式十二指肠镜及其配件的清洗和消毒

2017年是《最新软式内镜清洗消毒技术规范 WS507-2016》颁布后正式实施的第一年，根据新规范的要求，笔者修订了所在医院"软式内镜清洗消毒操作流程"。笔者常用的方形清洗消毒槽包括清洗槽、漂洗槽、消毒槽、终末漂洗槽如图9-1所示。软式内镜清洗消毒流程如图9-2所示。清洗消毒流程按如下步骤进行：预处理、人工操作、消毒机操作和内镜、附件储存，现分述如下。

（一）清洗消毒原则

1. 软式内镜及其附件、诊疗用品应遵循 Spaulding 医疗用品分类法进行分类消毒处理，原则如下。

（1）对皮肤黏膜造成损伤或进入无菌组织器官的软式内镜（如内镜黏膜下剥离术、POME 食道手术、胆道镜手术所用内镜），

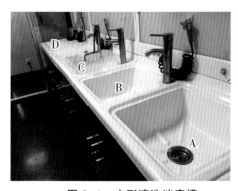

图9-1　方形清洗消毒槽
A.清洗槽；B.漂洗槽；C.消毒槽；D.终末漂洗槽

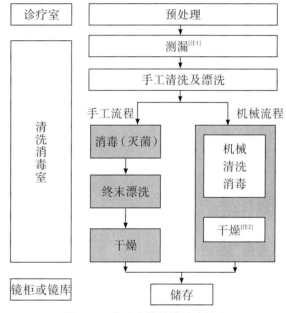

图9-2　软式内镜清洗消毒流程

注1：机器具备测漏功能的不做手工测漏。手工清洗消毒，或使用无测漏功能清洗消毒机的，应每天于工作结束时对当天使用的软式内镜测漏1次；条件允许时，宜每次清洗前测漏。注2：清洗消毒机无干燥功能的应进行手工干燥

活检钳，圈套器，注射针，细胞刷，切开刀，导丝，碎石器，网篮，取石球囊，扩张球囊，扩张探条，造影导管，异物钳等附件，应进行灭菌。灭菌可用压力蒸汽灭菌或环氧乙烷气体灭菌。

（2）与黏膜及不完整皮肤接触的软式内镜及注水瓶及连接管、非一次性使用的口

圈、运送容器等附属物品、器具应进行高水平消毒。

（3）与完整皮肤接触的用品（如听诊器）、床架、内镜运送车等物品应低水平消毒（泡腾消毒片等）或清洁。

2. 不应改变清洗消毒流程或者省略清洗消毒步骤，不应缩短清洗消毒时间。

3. 消毒灭菌前应进行清洗。

4. 应使用流动水对内镜进行漂洗。

5. 在清洗、漂洗、消毒等处理后，均应使用压力气枪将残留液体去除。

6. 软式内镜应采用正确方法进行干燥和储存。

7. 内镜及附件的清洗、消毒或者灭菌时间应计时控制。

（二）手工清洗消毒操作流程

1. 床旁预处理

（1）内镜从患者体内取出后，在与光源和视频处理器拆离之前，应立即用含有洗液的湿纱布擦去外表面污物，擦拭湿纱布应一次性使用（图9-3A）。

（2）反复送气与送水至少10s。

（3）将内镜的先端置入装有清洗液的小塑料桶中，抽吸清洗液直至其流入吸引管。

（4）盖好内镜防水盖（图9-3B）。

（5）放入运送盘，送至清洗消毒室（图9-3C）。

2. 测漏

（1）取下各类按钮和阀门，连接好测漏器（图9-4A）。

（2）将压力表指针调整归"0"，打气加压至15.7~19.6Kpa，压力表指针指向绿色区域，并保持压力，仔细观察（图9-4B）。

（3）旋转弯曲角度旋钮，使内镜弯曲部向各个方向充分弯曲（图9-4C）。

（4）如压力表指针迅速下降，表明内镜密封不良；如压力表指针不下降或下降不明显，将内镜全浸没于水中，使用注射器向各个管道注水，以排出管道内气体；进入水中，然后向各个方向弯曲内镜先端，观察有无气泡冒出；再观察插入部、操作连接部等部分是否有气泡冒出。

（5）如发现渗漏，应及时保修送检。

（6）测漏情况应有记录。

3. 清洗

（1）在清洗槽内配制清洗液，将内镜、按钮和阀门完全浸没于清洗液中。

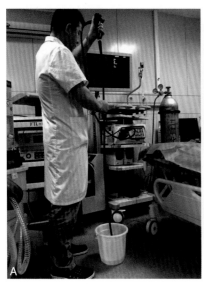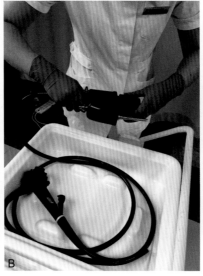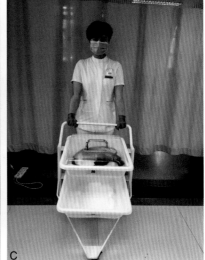

图9-3 床旁预处理

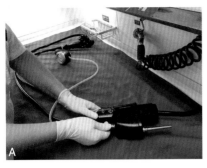
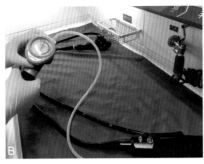
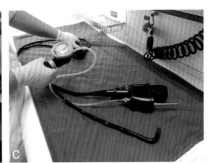

图 9-4　测　漏

（2）用擦拭布反复擦洗镜身，应重点擦洗插入部和操作部，擦拭布应一用一更换（图9-5）。

（3）刷洗软式内镜的所有管道，刷洗时应两头见刷头，并清洗刷头上的污物；反复刷洗至没有可见污染物（图 9-6A、B）。

（4）安装全管道灌流器、管道插塞、防水帽和吸引器，用清洗液反复清洗内镜的每个腔道（图 9-7）。

（5）刷洗按钮和阀门，适合超声清洗的按钮和阀门应遵循生产厂家的使用说明进行超声清洗（图 9-8A、B）。

（6）每清洗一条内镜后清洗液应更换。

（7）将清洗刷清洗干净，高水平消毒后备用（图 9-9）。

4. 漂　洗

（1）将清洗后的内镜连同全管道灌流器、按钮、阀门移入漂洗槽内（图 9-10）。

（2）使用压力水枪充分冲洗内镜各管道至无清洗液残留（图 9-11A、B）。

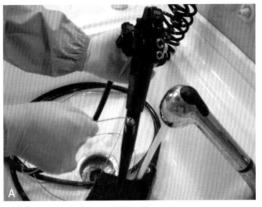
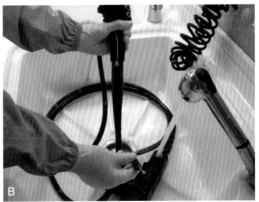

图 9-6　清洗刷头污物

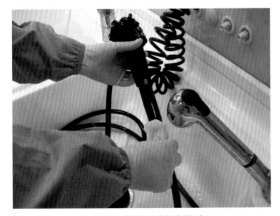

图 9-5　擦拭布擦洗镜身

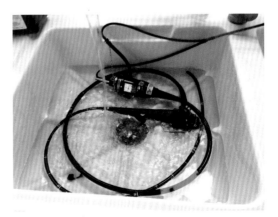

图 9-7　连接灌流器

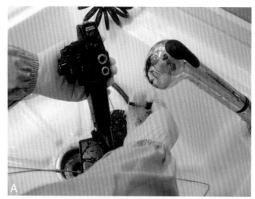

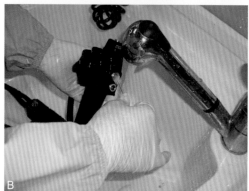

图 9-8　刷洗按钮和阀门

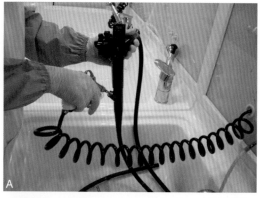

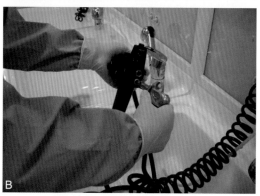

图 9-11　压力水枪充分冲洗

（3）用流动水冲洗内镜的外表面、按钮和阀门。

（4）使用压力气枪向各管道充气至少30s，去除管道内水分。

（5）用擦拭布擦干内镜外表面、按钮和阀门，擦拭布应一用一更换。

5. 消　毒

（1）将内镜连同全管道灌流器、按钮、阀门移入消毒槽内，并全部浸没于消毒液中（图 9-12）。

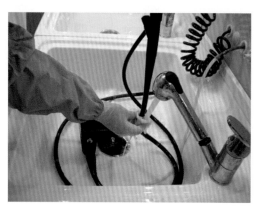

图 9-9　消毒清洗刷

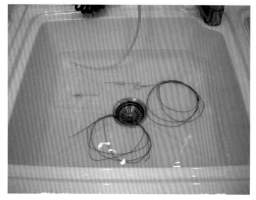

图 9-10　放置漂洗槽

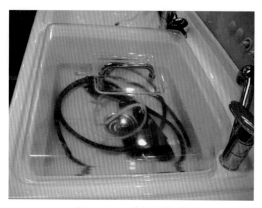

图 9-12　放置消毒槽

（2）使用动力泵将各管道内充满消毒液，消毒方式和时间应遵循产品说明书。

6. 终末漂洗

（1）更换手套，将内镜连同全管道灌流器、按钮、阀门移入终末漂洗槽（图9-13）。

（2）使用压力水枪，用纯化水冲洗内镜各管道2min，直至无消毒液残留。

（3）用纯化水冲洗内镜外表面、按钮和阀门（图9-14A、B）。

（4）取下全管道灌流器。

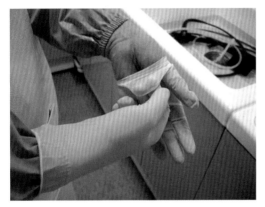

图9-13 更换手套

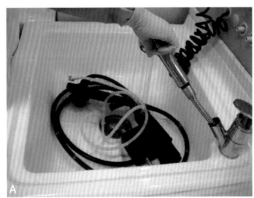

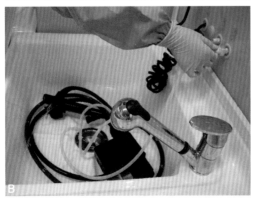

图9-14 纯化水冲洗

7. 干 燥

（1）将内镜、按钮和阀门置于干燥台无菌巾上，无菌巾应4h更换1次（图9-15）。

（2）所有管道灌注75%乙醇，用压力气枪向管道充气至少30s，至其完全干燥（图9-16）。

（3）用无菌巾、压力气枪干燥内镜外表面、按钮和阀门（图9-17）。

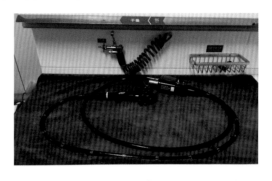

图9-15 放置于无菌巾上

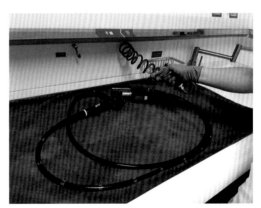

图9-16 气枪干燥管道

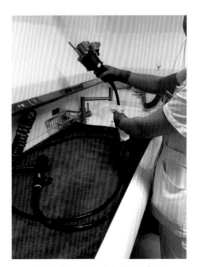

图9-17 干燥内镜外表面

（4）安装按钮和阀门。

8. 储 存

（1）每日诊疗结束将干燥后的内镜储存于镜柜内；各类按钮和阀门单独储存（图9-18）。

（2）每日诊疗前，应对当日拟使用的内镜再次消毒、终末漂洗、干燥后用于诊疗。

（3）镜柜应每周清洗消毒1次。

9. 特别说明 由于十二指肠镜的结构较普通胃肠镜复杂，尤其是它拥有抬钳器腔道，部分十二指肠镜还具备可拆卸的先端部构造（图9-19）。因此，在遵循一般内镜清洗毒

原则基础上需特别对这些部分进行重点处理。例如，对于先端部可拆卸的十二指肠镜，一定要拆下这些部件进行充分的人工冲洗与刷洗，对于抬钳器腔道也需要进行充分的人工冲洗，并且要对抬钳器本身在不同开合角度下进行反复的刷洗，确保不留死角。

（三）内镜清洗消毒机操作流程

1. 使用内镜清洗消毒机前应先遵循规范对内镜进行预处理、测漏、清洗和漂洗。

2. 内镜清洗机的使用应遵循产品使用说明。

（四）复用附件的清洗消毒与灭菌

1. 附件使用后应及时清洗，用清洗液仔细刷洗（表9-1），直至无可见污染物（图9-20A、B）。

2. 根据软式内镜及复用附件清洗消毒的基本原则选择消毒灭菌方法：

（1）耐湿耐热附件的消毒 采用消毒剂进行消毒，消毒剂的使用方法应遵循产品说明书。

（2）耐湿耐热附件的灭菌 首选压力蒸汽灭菌；不耐热的附件应采用低温灭菌或化学灭菌剂浸泡灭菌（图9-21）。

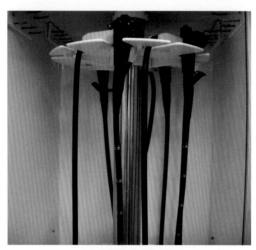

图 9-18 内镜储存

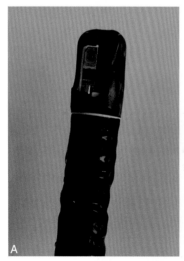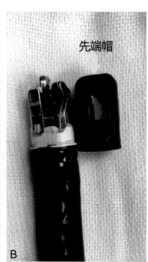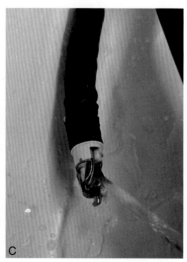

图9-19 十二指肠镜先端部可拆卸构造

A. 先端帽未拆卸前 B. 先端帽拆卸后 C. 拆卸后注水冲洗

表 9-1　内镜室常用清洗消毒液

名称	浓度	有效成分	性能	使用范围	使用方法	注意事项
1. 爱尔碘皮肤消毒液	0.1%	以有效碘为主要成分的复合物	杀灭肠道致病菌、化脓性球菌、致病性酵母菌等细菌繁殖体	人体皮肤、黏膜的消毒	肌内、静脉注射 1~3min	有效期开启后 3d
2. 乙醇消毒液	75%	乙醇	同上	皮肤表面	1~3min	有效期开启后 30d
3. "健之素"手消毒剂		以异丙醇为主要成分的复合醇	同上	手消毒	每次挤出 1~2mL，均匀涂抹，3min 后待其自然挥发至干	有效期开启后 30d
4. 泡腾消毒片	500mg/L	三氯异氰尿酸	杀灭细菌芽孢	一般污染物品环境物体表面	浸泡 30min 后用清水冲洗干净擦拭 10min	现配现用
5. 邻苯二甲醛	原液	主要有效成分 OPA（正-邻苯二甲醛），OPA 含量 0.55%~0.60%	可杀灭肠道致病菌、化脓性球菌、分枝杆菌、治病酵母菌和细菌芽孢，并能灭活病毒。	用于胃、肠道内镜的消毒。	灭菌：浸泡法至少 14h 消毒：浸泡至少 5min	有效期 14d
6. 多酶清洗剂	3~7ml/L	酶	清洗效能极高、安全和温和			最高水温不超过 45°
7. 医用器械消毒液	4000mg/L（灭菌 40min）2000mg/L（消毒 10min）	次氯酸钠	可杀灭肠道致病菌、致病性酵母菌和细菌芽孢，并能灭活病毒	各种医疗器械，内镜、透析机等的消毒灭菌	灭菌：本液 1 份加蒸馏水 4 份，浸泡 40min 消毒：本液 1 份加蒸馏水 10 份，浸泡 10min	不宜长期浸泡

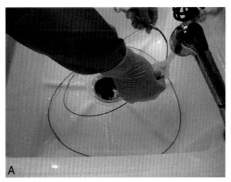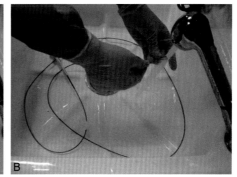

图 9-20　附件清洗

（五）设施、设备及环境的清洁消毒

1. 每日清洗消毒工作结束后，应对清洗槽、漂洗槽等彻底刷洗，并使用含氯消毒剂进行消毒（图 9-22）。

2. 每次更换消毒剂时，应彻底刷洗消毒槽。

3. 每日定时对内镜诊疗室的环境进行空气消毒。

（六）检测与记录

1. 使用中的消毒剂检测

（1）浓度检测　应遵循产品使用说明书进行浓度检查。

（2）染菌量检测　每季度应检测 1 次。

2. 内镜消毒质量的检测　消毒内镜应每季度进行生物学检测。检测采用轮换抽检的

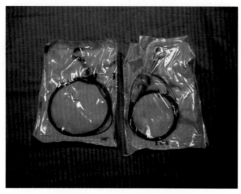

图 9-21 附件的压力灭菌

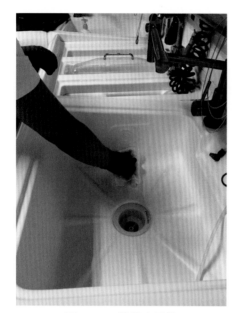

图 9-22 消毒方形槽

方式，每次按 25% 的比例抽检。

3.内镜清洗消毒机的检测

（1）内镜清洗消毒机新安装或维修后，应对清洗消毒后的内镜进行生物学检测，检测合格后方可使用。

（2）内镜清洗消毒机的其他检测，应遵循国家的有关规定。

4.手卫生和环境消毒质量检测

（1）每季度应对医务人员手消毒效果进行检测。

（2）每季度应对诊疗室、清洗消毒室的环境消毒效果进行检测。

5.质量控制过程的记录与科追溯要求

（1）应记录每条内镜的使用及清洗消毒情况（表 9-2）。

（2）应记录使用中消毒剂浓度及染菌量的检测结果。

（3）应记录内镜的生物学检测结果。

（4）应记录手卫生和环境消毒质量检测结果。

（5）记录应具有可追溯性，消毒剂浓度检测记录的保存应 ≥ 6 个月，其他检测资料的保存期应 ≥ 3 年。

表 9-2 消化内科各类登记表（仅供参考）

消化内镜室各类消毒剂浓度监测登记

日期	邻苯二甲醛	万金器械消毒液	含氯消毒剂	备注	签名

消化内镜室空气消毒机消毒登记

日期	运行状态	保养维修	签名		

储镜柜消毒登记

日期	消毒时间	备注	签名		

胃肠镜洗消登记

日期	患者姓名	内镜编号	清洗时间	消毒时间	签名

（李雪荣，宋亚华）

附 录

附录 1：ERCP 知情同意书

XX 医院

内镜逆行胰胆管造影术（ERCP）检查和治疗知情同意书

科室：　　　　　病区：　　　　　床号：　　　　　住院号：

姓名：　　　　　性别：　　　　　年龄：　　　　　电　话：

初步诊断及治疗建议：

医生已告知我患有＿＿＿＿＿＿＿，需要在＿＿＿＿＿＿＿麻醉状况下实施 ERCP 检查及治疗，检查及治疗的目的：＿＿＿＿＿＿＿＿＿＿＿＿＿＿＿＿＿＿＿＿＿＿。

拟行操作名称：＿＿＿＿＿＿＿＿＿＿＿＿＿＿＿＿＿＿＿＿＿＿＿＿＿＿。

操作潜在风险及对策：

在 ERCP 检查及治疗过程中，由于疾病本身或现有医疗技术所限可能出现的意外和并发症包括但不限于：

1. 插管失败（发生率 <5%），但却可能诱发意外或导致原发病恶化。

2. 高淀粉酶血症及胰腺炎（发生率 1%~7%），多数情况下不严重，但偶有发生重症胰腺炎、胰腺脓肿、腹腔感染甚至死亡的可能；有可能需要进行胰管支架植入，以降低相关风险。

3. 胆道感染：胆管炎（发生率 1%）、胆囊炎（发生率 0.2%~0.5%），严重时可导致急性化脓性胆管炎，感染性休克。

4. 十二指肠乳头括约肌切开、扩张术后：穿孔（发生率 0.3%~0.6%）、出血（发生率 0.8%~2%）、出血性休克。

5. 胆道取石术时出现结石难以取出、取尽，胆道损伤，结石嵌顿需外科手术（取石成功率 85% 以上），有时需要分次取出。

6. 胆道支架放置失败、嵌顿、术后移位、穿孔等，或支架无法取出。

7. 诱发心脑血管意外。

8. 造影剂过敏，个别患者严重时可导致过敏性休克、溶血、肾衰竭等可能危及生命的并发症。

9. 咽部疼痛、血肿、消化道出血、撕裂、穿孔等，必要时需要行外科手术。

10. 根据医保政策部分材料需要自费。

11. 其他不可预知的意外及风险情况。

一旦出现并发症，可能延长住院时间甚至需要手术治疗。如果同意检查、治疗并谅解相关风险及意外情况，请签字。

医师签名：

年　　月　　日

患者或法定监护人或委托人姓名：　　　　　　　　　与患者关系：

患者或委托人意见：

我所罹患疾病的病情本身或现有医疗技术所限有可能发生的自然转归及并发症（意外情况），医生已经向我告知全部内容，对将要采取的此项诊疗措施以及有可能出现的不良反应、并发症或意外情况表示理解，对于治疗后的预期效果已有清楚的认识，经慎重考虑，我同意接受：

_____。

患者或委托人签字：

年　　月　　日

附录2：镇痛药物使用知情同意书

XX 医院

内镜逆行胰胆管造影术（ERCP）术中镇痛药物使用知情同意书

科室：　　　　　病区：　　　　　床号：　　　　　住院号：

姓名：　　　　　性别：　　　　　年龄：　　　　　电　话：

初步诊断：

尊敬的患者及患者家属，根据病情需要，在内镜逆行胰胆管造影术（ERCP）操作过程中需要使用处方类镇痛药，尽管在绝大多数情况下合理应用这些药物是安全的，但仍有可能发生各种难以避免的意外或（和）并发症，包括但不限于：

1. 心血管毒性：心悸、心动过缓、血压升高或降低、直立性低血压、颅内压升高甚至导致颅内出血；

2. 消化道反应：胃肠功能紊乱，包括恶心、呕吐、口干、上腹不适、食欲不振等症状；

3. 肝肾功能损害：可能出现肝功能不全、肾功能不全，严重者甚至引起肝、肾衰竭；

4. 呼吸系统反应：呼吸抑制、肺水肿甚至导致呼吸功能衰竭；

5. 中枢神经系统反应：头痛、头晕、耳鸣、耳聋、弱视、嗜睡、失眠、感觉异常、麻木、过度镇静等，大剂量阿片类药物可能出现肌阵挛、精神错乱、认知障碍、激动性谵妄、癫痫大发作等；

6. 皮肤反应：皮肤瘙痒甚至出现皮疹；

7. 泌尿系统：尿潴留等；

8. 药物依赖或过量导致急性中毒；

9. 其他不可预知的意外及风险情况。

上述意外/并发症可能导致患者组织器官功能障碍，严重的还可能危及生命，我们根据国家有关法律法规规定，充分尊重患者及其家属的知情权，特此告知。对于治疗过程中可能出现的上述医疗意外及并发症，院方将以高度的责任心，医生将以良好的医德医术，积极地尽力给予预防和治疗。如果同意应用处方类镇痛药并谅解相关风险及意外情况，请签字。

医师签名：

年　　月　　日

患者或法定监护人或委托人姓名：　　　　　　　　与患者关系：

患者或委托人意见：

　　我所罹患疾病的病情本身或现有医疗技术所限有可能发生的自然转归及并发症（意外情况），医生已经向我告知全部内容，对 ERCP 操作过程中使用处方类镇痛药物的必要性及因此有可能出现的不良反应、并发症或意外情况表示理解，对于治疗后的预期效果已有清楚的认识，经慎重考虑，我同意接受在 ERCP 操作过程中使用处方类镇痛药并签字负责。

　　签署意见：_____。

患者或委托人签字：

年　月　日